小児緩和ケアガイド

編集 大阪府立母子保健総合医療センター
QOLサポートチーム

執筆

井上　雅美	大阪府立母子保健総合医療センター	血液・腫瘍科	主任部長
澤田　明久	大阪府立母子保健総合医療センター	血液・腫瘍科	副部長
近藤　　統	前・大阪府立母子保健総合医療センター	血液・腫瘍科	
平山　　哲	大阪府立母子保健総合医療センター	子どものこころの診療科	副部長
福地　朋子	大阪府立母子保健総合医療センター	看護部	副看護師長
西出　由美	大阪府立母子保健総合医療センター	看護部	
辻　ゆきえ	大阪府立母子保健総合医療センター	看護部	
中川　礼子	大阪府立母子保健総合医療センター	看護部	
峯　一二三	大阪府立母子保健総合医療センター	看護部	副看護師長
石見　和世	大阪府立母子保健総合医療センター	看護部	副看護師長・小児看護専門看護師
岸田　美和	大阪府立母子保健総合医療センター	薬局	
藤川　郁世	大阪府立母子保健総合医療センター	薬局	
後藤真千子	大阪府立母子保健総合医療センター	子どものこころの診療科	ホスピタル・プレイ士
澤田眞智子	大阪府立母子保健総合医療センター	子どものこころの診療科	臨床心理士
堀上　瑞恵	大阪府立母子保健総合医療センター	子どものこころの診療科	臨床心理士
山本　悦代	大阪府立母子保健総合医療センター	子どものこころの診療科	臨床心理士
一ノ瀬由加	大阪府立母子保健総合医療センター	患者支援センター	医療ソーシャルワーカー

医学書院

小児緩和ケアガイド

発　行	2015年12月1日　第1版第1刷Ⓒ
	2019年 4 月 1 日　第 1 版第 2 刷

編　集　　大阪府立母子保健総合医療センター
　　　　　QOLサポートチーム

発行者　　株式会社　医学書院
　　　　　代表取締役　金原　俊
　　　　　〒113-8719　東京都文京区本郷1-28-23
　　　　　電話　03-3817-5600（社内案内）

組　版　　リーブル プランニング

印刷・製本　日経印刷

本書の複製権・翻訳権・上映権・譲渡権・貸与権・公衆送信権（送信可能化権を含む）は株式会社医学書院が保有します．

ISBN978-4-260-02449-5

本書を無断で複製する行為（複写，スキャン，デジタルデータ化など）は，「私的使用のための複製」など著作権法上の限られた例外を除き禁じられています．大学，病院，診療所，企業などにおいて，業務上使用する目的（診療，研究活動を含む）で上記の行為を行うことは，その使用範囲が内部的であっても，私的使用には該当せず，違法です．また私的使用に該当する場合であっても，代行業者等の第三者に依頼して上記の行為を行うことは違法となります．

JCOPY　〈出版者著作権管理機構　委託出版物〉
本書の無断複製は著作権法上での例外を除き禁じられています．複製される場合は，そのつど事前に，出版者著作権管理機構（電話03-5244-5088，FAX 03-5244-5089，info@jcopy.or.jp）の許諾を得てください．

子どもの苦痛は最小限に
笑顔を最大限に

発刊にあたって

　このたび，大阪府立母子保健総合医療センター QOL サポートチーム作成による「小児緩和ケアガイド」が医学書院より刊行される運びとなりました．

　わが国の「がん対策推進基本計画」(2012年6月閣議決定)では，小児がんが重点的に取り組むべき課題として掲げられました．そして小児がん患者とその家族が安心して適切な医療や支援を受けられるよう「小児がん拠点病院」として2013年2月に全国で15機関が選定され，当センターもその拠点病院の一つに認定されました．

　「がん対策推進基本計画」では，「がんと診断されたときからの緩和ケアの推進」が重点的に取り組むべき課題の一つに位置づけられ，さらに，「小児の緩和ケアチームを整備し，当該緩和ケアチームを組織上明確に位置づけるとともに，小児がん患者に対し適切な緩和ケアを提供すること」が，小児がん拠点病院指定要件になりました．

　緩和ケアの対象は，がんや治療に伴う痛みや苦しさなど身体的な苦痛だけでなく，精神・心理的な苦痛，経済的な問題や家庭内の問題のような「社会的苦痛」も含まれます．したがって，がんと診断されたときからの緩和ケアが大切になります．当センターでは，2012年に小児がん診療にかかわる医師，看護師，薬剤師，臨床心理士，ホスピタル・プレイ士などにより，緩和ケアチームである QOL サポートチーム(QST)が組織され，活動を開始しました．成人に対する緩和ケアは既に一定程度普及しつつありますが，小児の緩和ケアはこれから拓かれようという分野であります．また，書籍に関しても，成人を対象とした成書は多数あるものの，小児緩和ケアに関する成書は国内ではまだみあたらず，英語圏といえども数少ないのが現状です．そのような状況を鑑みて，当センターのQSTメンバーが3年前より小児緩和ケアマニュアルの作成を開始し，本書が完成いたしました．本書は，緩和ケアの最も基本であるコミュニケーションの章からスタートして，小児に特有なプレパレーション，家族のケア，疼痛の緩和，身体症状・精神症状の緩和，子どものこころのケア，さらに医療者のメンタルヘルスについてもとりあげています．一施設の院内マニュアルが元になっているため，標準化されたものではありませんが，小児緩和医療黎明期にある今のわが国で，その普及の礎の一つとなる書籍となるものと確信しています．また，日ごろ緩和ケアとは縁のない小児診療に携わる医療者(医師，看護師，薬剤師，臨床心理士など)にも生かしていただける内容でもあります．

　本書を通して小児緩和ケアを知り，この本をきっかけとして，一人でも多くの医療者に小児緩和ケアを理解，実践いただくことを期待してやみません．

2015年11月

大阪府立母子保健総合医療センター　総長

福澤正洋

はじめに

　筆者が小児医療の世界に足を踏み入れた約30年前，子どもたちに痛みや苦しみを我慢させることは日常の診療風景でした．泣き叫ぶ子どもを押さえつけて行っていた処置の様子や，母親の心配そうな表情を思い出すことは，心の痛みを伴います．

　その後，治癒を目指す積極的治療の進歩とともに，がんと闘う子どもたちを全人的に支えるトータルケアの必要性が広く理解されるようになりました．緩和ケアとターミナルケアが同義語のように用いられた時期がありますが，現在では，緩和ケアは「診断時から子どもの痛みや苦しみを和らげる取り組み」と位置づけられています．

　とはいえ，子どもを対象とした緩和ケアの教科書，実践的なガイドライン，マニュアルは，わが国では整備されていないのが現状です．そこで大阪府立母子保健総合医療センターでは，子どもたちの緩和ケアに取り組んでいるQOLサポートチーム（QST）が日々の診療に役立てるべく，多職種からなるQSTの智恵を結集して，緩和ケアマニュアルを作成いたしました．当初，現場で活用するための簡便な院内用マニュアルの作成が目標でしたが，完成した「小児緩和ケアマニュアル」は教科書レベルの充実した内容となりました（2014年8月に院内配布）．

　喜ばしいことに，他施設から私たちの「小児緩和ケアマニュアル」についての問い合わせ，供与希望が多く寄せられました．一施設のマニュアルにとどめるにはもったいないという有り難い評価も耳に届くようになりました．このような状況を踏まえて書籍として上梓しようという気運が高まり，内容をアップデート，ブラッシュアップし，さらに在宅ケアの章を加えて，「小児緩和ケアガイド」としてこのたび出版することになりました．

　緩和ケアは，その語感から疼痛などの症状コントロールのみと捉えられがちな傾向や看護師のみが行う医療技術と受けとめられるおそれを否めませんが，さまざまな職種が協力して患者と家族を全人的に支える取り組みこそが緩和ケアであると理解しております．本書はこの理念に基づき構成し，充実した内容になったと自負しております．

　本書が，患者・家族・スタッフがともに苦しみ悩む闘病のさまざまな局面において，「笑顔」になるための手引き書としてお役に立てれば幸甚です．

2015年11月

大阪府立母子保健総合医療センター　血液・腫瘍科

井上雅美

目次

第1章 コミュニケーション　1

I 子どもとのコミュニケーション—子どもの思いや理解力を尊重した説明　1
- 1. 子どもに対して説明をする意義　2
- 2. 子どもの思いを尊重したコミュニケーション　2
- 3. 子どもの認知発達・理解度に応じた説明　3
- 4. 子どもに説明をするまでの準備　3
- 5. 説明の実際　6

II 治療が困難な状況などでのコミュニケーション　8
- 1. 再発時の説明　8
- 2. 子どもと"死"について話し合う　9
- 3. End-of-Life の時期　11

III 医療者のコミュニケーション・スキルと留意点　12
- 1. 質問するスキル　12
- 2. 応答するスキル　13
- 3. 傾聴するスキル　14
- 4. より効果的なコミュニケーションを行うために　15

第2章 家族へのケア　19

I 家族を理解する　19
- 1. 家族の身体・精神状態を理解する　21
- 2. 家族の社会的状況を理解する　21
- 3. 家族と医療者との関係を理解する　21

II 子どもの発達段階別にみた家族ケアのポイント　22
- 1. 乳児期の子どもの家族ケア　22
- 2. 幼児期・学童期の子どもの家族ケア　22
- 3. 思春期・青年期の子どもの家族ケア　22

III 看取り期の家族ケア　23

IV 子どもを亡くした家族への配慮　24

V 小児緩和ケアにおけるきょうだい支援　24

第3章 疼痛の緩和 ... 27

I 痛みのアセスメント ... 27
- 1. 子どもの痛みを評価するうえで配慮すべきこと ... 27
- 2. 痛みに対して，子どもと一緒にできること ... 27
- 3. 痛みに対して，家族と一緒にできること ... 29
- 4. 新生児の痛みのアセスメント ... 29

II 痛みのマネジメント ― 薬物療法を中心に ... 32
- 1. はじめに ... 32
- 2. 痛みの分類 ... 33
- 3. 痛みの治療 ... 35

第4章 疼痛以外の身体症状の緩和 ... 51

I 嘔気・嘔吐 (nausea and vomiting) ... 51
- 1. 定義 ... 51
- 2. 原因 ... 52
- 3. マネジメント ... 54
- 4. 看護ケア ... 55
- 5. 薬剤選択の指針 ... 55
- 6. 薬物療法 ... 59

II 下痢 (diarrhea) ... 61
- 1. 定義 ... 61
- 2. 原因 ... 61
- 3. マネジメント ... 62
- 4. 看護ケア ... 63
- 5. 薬剤選択の指針 ... 63
- 6. 薬物療法 ... 63

III 便秘 (constipation) ... 64
- 1. 定義 ... 64
- 2. 原因 ... 64
- 3. マネジメント ... 65
- 4. 看護ケア ... 65
- 5. 薬剤選択の指針 ... 65
- 6. 薬物療法 ... 65

IV 倦怠感・虚弱 (fatigue and weakness) ... 66
- 1. 定義 ... 66
- 2. 原因 ... 67
- 3. マネジメント ... 67
- 4. 看護ケア ... 67

- **V　食欲不振・体重減少** (anorexia and weight loss) ･･････････････････ 68
  - 1. 定義 ･････････････････････････････ 68
  - 2. 原因 ･････････････････････････････ 68
  - 3. マネジメント ･･････････････････････ 68
  - 4. 看護ケア ･････････････････････････ 68
  - 5. 薬物療法 ･････････････････････････ 69
- **VI　呼吸困難・息切れ** (dyspnea・breathlessness) ･･･････････････････ 69
  - 1. 定義 ･････････････････････････････ 69
  - 2. 原因 ･････････････････････････････ 69
  - 3. マネジメント ･･････････････････････ 70
  - 4. 看護ケア ･････････････････････････ 70
  - 5. 薬剤選択の指針 ････････････････････ 70
  - 6. 薬物療法 ･････････････････････････ 70
- **VII　死前喘鳴** (death rattle)・**気管分泌物過多** (excess respiratory tract secretions) ･･･ 71
  - 1. 定義 ･････････････････････････････ 71
  - 2. マネジメント ･･････････････････････ 71
  - 3. 看護ケア ･････････････････････････ 71

第5章　精神症状の緩和　　75

- **I　不安** (anxiety) ･･････････････････････ 76
  - 1. 定義 ･････････････････････････････ 76
  - 2. 原因 ･････････････････････････････ 76
  - 3. マネジメント ･･････････････････････ 77
  - 4. 看護ケア ･････････････････････････ 77
  - 5. 薬剤選択の指針 ････････････････････ 79
  - 6. ベンゾジアゼピン系薬剤過量投与時の対処 ･･ 80
  - 7. 薬物療法 ･････････････････････････ 81
- **II　せん妄と興奮状態** (delirium and agitation) ･････ 83
  - 1. 定義 ･････････････････････････････ 83
  - 2. 診断 ･････････････････････････････ 83
  - 3. 原因 ･････････････････････････････ 83
  - 4. マネジメント ･･････････････････････ 85
  - 5. 看護ケア ･････････････････････････ 86
  - 6. 薬剤選択の指針 ････････････････････ 86
  - 7. 薬物療法 ･････････････････････････ 87
- **III　うつ症状** (depression) ･････････････････ 88
  - 1. 定義 ･････････････････････････････ 88
  - 2. 診断 ･････････････････････････････ 88
  - 3. 原因 ･････････････････････････････ 88
  - 4. マネジメント ･･････････････････････ 89

- 5. 看護ケア ……………………………………………………………………… 89
- 6. 薬剤選択の指針 ……………………………………………………………… 89
- 7. 薬物療法 ……………………………………………………………………… 91

Ⅳ 薬物誘発性運動障害 (medication-induced movement disorders) ……………… 92
- 1. 症状と原因 …………………………………………………………………… 92
- 2. 診断と治療 …………………………………………………………………… 92

第6章 子どものこころのケア　　101

Ⅰ 病気の子どもに対する精神的ケア …………………………………………… 101
- 1. 信頼関係を構築する ………………………………………………………… 101
- 2. 発達を促進させる …………………………………………………………… 102
- 3. 子ども同士の交流を支援する ……………………………………………… 103
- 4. 学習の機会を保証する ……………………………………………………… 103
- 5. ボディイメージの変化に配慮する ………………………………………… 103

Ⅱ 年齢による精神的問題の現れかたとその対応 ……………………………… 104
- 1. 幼児期 ………………………………………………………………………… 104
- 2. 学童期 ………………………………………………………………………… 105
- 3. 思春期・青年期 ……………………………………………………………… 105

Ⅲ プレパレーション ……………………………………………………………… 106
- 1. (狭義の) プレパレーション ………………………………………………… 107
- 2. ディストラクション ………………………………………………………… 110
- 3. 事後のかかわり (postprocedural play) …………………………………… 112

第7章 在宅ケア　　113

Ⅰ はじめに ………………………………………………………………………… 113

Ⅱ 在宅ケアに対する支援制度 …………………………………………………… 114

Ⅲ 在宅ケアへの移行・退院支援の具体的な流れ ……………………………… 114
- 1. 在宅ケアの情報提供・移行までの概略 …………………………………… 114
- 2. 在宅ケアへの移行 …………………………………………………………… 115
- 3. 訪問診療・訪問看護ステーションの選択と決定 ………………………… 118
- 4. 退院後のフォロー・情報共有 ……………………………………………… 120

第8章 医療者のメンタルヘルス　121

I 医療者にみられるストレス反応　121
1. 重篤な患者とかかわることによるストレス　121
2. 患者・家族に対する陰性感情　122
3. バーンアウト　122
4. 精神症状　123

II ストレスへの対処　123
1. セルフマネジメント　124
2. サポートシステムの構築　125

第9章 死が近づいたときにできること　127

I はじめに　127

II チェックリスト　127
1. 身体の安楽　127
2. 生活援助　128
3. 治療・処置の再考　128
4. 子どもらしい生活の見直しと援助　128
5. 家族，面会者への対応　128
6. 家族にとっての環境　129
7. 臨死期に向けて準備　129

付録　131

- 資料1　疼痛評価スケール 各種　131
- 資料2　自己申告による痛み評価ツール（1）VAS（visual analog scale）　132
- 資料3　自己申告による痛み評価ツール（2）フェイススケール　133
- 資料4　客観的な痛み評価ツール（1）FLACCスケール　134
- 資料5　客観的な痛み評価ツール（2）当センター新生児棟で使用している疼痛評価ツール　135
- 資料6　労働者の疲労蓄積度自己診断チェックリスト　136

索引　137

第1章

コミュニケーション

 子どもとのコミュニケーション
　—子どもの思いや理解力を尊重した説明

　医療者が病気を抱える子どものサポートをしていくためには，子どもやその家族と信頼関係を構築することが重要である．医療者との話し合いを通して，子どもや家族が"自分の気持ちを理解してもらえた"と感じられるかどうかが，後々の医療者との信頼関係に大きくかかわってくる．医療場面におけるコミュニケーションに限らず，多くの人は，"自分の話をしっかり聞いてもらえた"という実感を抱いてこそ相手に信頼を寄せるものである．

　子どもが医療者を信頼しつつ自分の病気と向き合い続けていくためには，医療者が病気・治療について子どもに直接説明するよう心がけたり，子どもの思いを尊重したコミュニケーションを行ったりすることが大きな鍵となる．子どもに説明を行う場合は，理解力や認知能力に加え，年齢や性格・気質によって異なる情緒的な反応を見極

 informed consent と informed assent

　患者側がこれから受ける治療について，病気とその具体的な内容・経過・結果・副作用などの十分な説明を医師から受け，納得したうえでその治療を受けようと同意することを informed consent という．これは基本的に，"提供された情報を理解し，選択肢から選んで決めることができる""決めたことに対して責任をとる能力がある"という前提のうえに成り立っている概念である．
　患者が低年齢の子どもである場合は，思考能力が発達途上にあるため，基本的には家族から informed consent を得ることになる．子ども本人には，これから実施する行為などについて理解できるようわかりやすく説明し，その内容について子どもの納得（informed assent）を得ることが必要である．

めながら対応することが必要である．ここでは，子どもに対して病気・治療について直接説明を行う際の留意点や，子どもの年齢別の病気の理解度について概説する．

1. 子どもに対して説明をする意義

　　病気・治療について子どもに直接説明することで，医療者が"ともに病気と闘う仲間"であるという思いを子どもに抱かせることができたり，子ども自身が積極的に治療やケアに参加し，病気に対する自己管理意識を高めたりできるといったメリットがある．また，子どもは，不必要に悪い想像を膨らませて不安を高め，そのことをうまく言語化できないことがある．その際医療者が適切に説明することで子どもに安心感を与え，不安で引き起こされる精神的苦痛の軽減にも役立つ．

2. 子どもの思いを尊重したコミュニケーション

ⓐ "子どもが知りたい情報"を理解し，誠実に答える

　　子どもは，医療者が伝えたい内容（病気・治療に関する情報）以上に，治療・入院生活がどのようなものになるかということを気にしている場合が多い（「いつ家に帰れるのか」「家族と一緒にいられるのか」「おもちゃは持ってきてよいのか」「学校はどうなるのか」など）．どのような質問についても誠実に答えることで，子どもに安心感を与え，信頼関係の構築につなげていく．

ⓑ 子どもの感情表出を受け止める

　　説明の際に子どもが不安がったり，治療を受け止めることに拒否的な態度を示したりしたときには，そのような気持ちを抱くのは当然であることを認め，共感するよう努める．医療者も子どもの痛みや不安，苦しみを理解したうえで治療をし，苦痛をできるだけ取り除けるよう子どもと一緒に考えていくことを，子どもにしっかりと伝える．

　　病気や治療について子どもに説明する際は，医療者が子どもに"わかってほしい""納得してほしい"ことを伝えるだけではなく，子どもが思いを表出する機会を提供することが重要である．

ⓒ 病気は誰のせいでもないことをはっきりと伝える

　　子どもは，悪い出来事が起こったのは自分の考えや行動への罰によるものだと信じる傾向がある（例：「病気になったのは，私がお母さんの言うことを聞かなかったからだ」など）．病気は誰のせいでもないということを，医療者から子どもにはっきりと伝えることが重要である．

ⓓ 説明後のサポート

　説明を受けて，子どもが疑問や不安，抵抗を示した場合は，その思いに理解を示し，誠実に対応する．また，今後子どもが望めば「何度でも説明する準備がある」ということを，子どもに保証する．重要な説明を受けた後の子どもは，気持ちをうまく言語化できず，泣いたり，乱暴になったり，無気力になったり，ふさぎこんだりといった態度で表すことがある．ここでの心理的支援が，後々の医療者との信頼関係や子ども自身の治療やケアへの参加に大きくかかわってくる．

　病気や治療についての説明は医師の重要な役目だが，説明後の気持ちの整理や日常生活上の質問などについては看護師がその都度応じていく．不安が強い場合は，心理面を専門に扱う診療科へのコンサルタントも検討する．

3. 子どもの認知発達・理解度に応じた説明

　子どもの年齢別の認知発達・病気理解度と，それに応じた医療者の説明のありかたについてまとめたものが表1-1である．これは一般的な発達過程に応じてまとめられたものである．子どもによって個人差があるだけでなく，そのときの子どもの精神状態によっても異なることに留意する．子どもの理解度や認知特性に合わせて，絵や図，人形，タイムスケジュールなど，視覚的な情報提示が必要な場合もある（101頁，第6章「子どものこころのケア」参照）．

4. 子どもに説明をするまでの準備

ⓐ 家族の理解を得る

　まず，子どもにどのように説明するかを家族に提示し，理解と同意を得ておく．もし，家族が子どもに病名や病状を伝えたくないという場合は，なぜ伝えたくないと思っているかを確認したうえで，"もし伝えなかった場合，どういう不都合が生じるか""子どもが最もよい治療を受けるために，今何を伝えたらよいか"について，家族と十分に話し合う．説明した後に，子どもへの心理的支援を医療者がしっかりと行うことを，家族に保証する．

　家族も子どもと同様に，またはそれ以上に不安を強めていたり，子どもの病気を受け止めきれず，冷静に判断できる状況になかったりする場合もある．病気の子どもをサポートしていくうえで，家族へのケアは必須といえる（19頁，第2章「家族へのケア」参照）．

表 1-1 子どもの年齢別の認知発達・病気理解度と説明のあり方

年齢	年齢別の認知発達・病気理解度	説明のありかた
0～2歳	病気の理解はほとんどない 家族との分離不安が強い 周囲の状況から痛い処置を察して逃げようとする	
	【1歳前後】 「バイバイ」「ダメ」「チョウダイ」などを理解する 言葉が出始める．指さしで意思疎通できる 自己主張が強くなる	家族への丁寧な説明で信頼を得る 子どもに嘘をつかない
	【1歳半頃】 「○○取って」「ナイナイして」などの簡単な言いつけを理解する	いちいち「ナアニ」と訊いてくるが，無視しないで誠実に答える
	【2歳頃】 身体の部分（目・口・手・足・お腹）の名前が言える	
2～3歳	病気について考え始めるが，病因・症状・治療の関係の理解は難しい 感情と行動をコントロールし始める 自分の姓名や年齢が言えるようになる 「大きい/小さい」「長い/短い」がわかる	検査や治療は病気がよくなるために必要であることがわかるように，やさしく説明する 「チクン」「ち」などが理解可能なので，説明に用いる
3～7歳	外的要因（感染）から病気になったと考える 「病名」の理解は難しいが，丁寧な説明により「病態」の理解は可能 善と悪を理解する	
	【3歳頃】 「交渉」を始める．色や数がわかり始める	「よいもの」「悪者」「かたまり」「ばいきん」などが理解可能なので，説明に用いる
	【4歳頃】 自制心や調整行動がとれるようになる 他者の思いを意識する．「順番」がわかる	より具体的な説明や励ましで，子どもが「自分の思い」を表現できるよう促す
	【5歳頃】 物の用途，左右がわかる．文字を読み書きし始める 主張と妥協ができるようになる	
7～15歳	論理的・抽象的・創作的思考が可能となる	
	【7歳頃】 病名を理解するようになる 代表的な内臓の位置やその働きがわかるようになる 時刻を言えるようになる	informed assent 比喩（「よい細胞」「悪い細胞」「悪の軍団」「血を作る工場」など）を用いるのも効果的
	【10歳頃】 目に見えない内因的な病因も含めて，病気を正確に理解するようになる 自分と友達の差を意識して悩む	細胞（白血球，赤血球，血小板など）の役割を理解し，それらと症状の関係も理解するため，より詳細に説明する
15歳～	個人的アイデンティティを確立 同意能力（病気や医療行為に対する理解力・判断力）が認められる	informed consent 子ども自身の意思決定を促す

（藤井裕治，他：病気説明を受けた小児血液・悪性腫瘍患児における病気の理解度．小児がん 39：28, 2002 をもとに作成）

ⓑ 子どもの背景や発達レベルを把握する

1 子どもの背景を把握する

年齢，性別，家族構成など基本的な背景に加え，既往歴や入院歴のほか，家庭や集団場面での様子，好きな遊びなどの日常生活場面での情報を知っておくことが望ましい．子どものコミュニケーションパターンやストレス時の反応は，子どもがどのように育ってきたかということや，家族のサポート機能にも大きく影響を受けているため，できるだけ早い段階で生育歴や家族関係についても把握しておく．

2 子どもの発達レベルを把握する

子どもの言語理解・表現力がどの程度か把握しておく．知的障害・発達障害児に説明をするときには，いっそうの配慮を要する．もし，強いこだわりや言葉の遅れ，多動・不注意をはじめ，子どもに何らかの発達障害が疑われる場合は，それらを専門に扱う診療科へコンサルトし，その発達を評価する．

ⓒ 説明のタイミングと内容を決定する

子どもが，自分がこれから経験することに対して知りたいと思うときや，なぜそれをしなければならないのかと疑問をもつときが説明のタイミングである．例えば，検査や治療の前，入院が決まったとき，手術を受けることになったとき，病状が悪化したとき，退院が決まったとき，などがある．検査や手術の前に，子どもにとって必要な情報を伝えることは，不安の軽減にもつながる．病状が悪化し，子どもの疑問や不安などが増えている場合にも，説明の時間を設けるようにすべきである（8頁，「Ⅱ．治療が困難な状況などでのコミュニケーション」の項参照）．退院時には，改めて子どもの病気の理解度を確認し，気がかりなことがないかを把握する．再発の可能性についても伝えておくことは，子どもとの信頼関係を保ちながら外来治療を進めていくうえで非常に重要である．

治療について話す際には，副作用について説明することも大切である．"病気を治すために治療する"ことを子どもに伝えるが，家族のなかには，その治療によっていろいろな副作用症状が起こることについては，「子どもに不安を与えたくないので伝えてほしくない」と言う人も多い．しかし，治療の副作用について聞かされていなかった場合，子どもはその症状を自分の病気が悪化して起こった症状と勘違いし，かえって不安を強めるおそれがある．

どの程度伝えるかはその子どもにもよるが，これから起こりうる副作用症状について，治療前にあらかじめ伝えておくほうが，伝えられていなかった場合より子どもの動揺や不安が軽減されることが多い．副作用症状は，ほかの子どもにも同じように現れるが個人差が大きいこと，症状が出たとしても医療者が薬剤で対処することなどを，あわせて子どもに伝えておくことが重要である．

ⓓ 子どもが説明を聞きたくないという場合

　子どもがなぜ説明を聞きたくないと思っているのかを尋ね，その気持ちに十分理解を示す．自分の思いがいったん受け入れられることにより，子どもの抵抗感が和らぎ，説明を聞いてみようという気持ちになる場合もある．それでもなお，依然として子どもの抵抗が強い場合は，今後気持ちが変わったらいつでも説明することを伝える．病名や予後については必ずしも子どもにすべて伝える必要はないが，子どもが知りたくなって質問してきたときには，時期を逸することなく説明することが重要である．

5. 説明の実際

ⓐ 話し合いの場面の設定，導入

1 場所の設定

　プライバシーを保つことのできる静かな場所を準備する．子どもや家族が話に集中することができ，周囲を気にせずに感情を表出しやすい場所を選ぶ．ベッドサイドで話をする場合は，テレビを消すなど，話し合いに集中できる場所とするために，子どもと家族に協力を求める．

　また，座って話せるようにするほうがよい．真正面に向き合って座るよりも，斜めの位置に座るほうが子どもや家族はリラックスでき，子どもや家族の表情をさりげなく観察しやすい．医療者は視線を動かさないで時計に目を向けられる位置に座るようにするとよい．座るという行為により，医療者が威圧的ではないコミュニケーションをしようとしていることを伝えることができる．医療者が立ったままでいるより座っている場合のほうが，より長い時間話を聞いてもらえたと子どもと家族に感じてもらいやすい．

2 時間の確保

　あらかじめ時間を約束していた場合は，それを厳守する．説明・話し合いの中断はできる限り避ける．電話などで話し合いが中断されることにより，子どもや家族が「自分との話し合いは大切に扱われていない」といった思いを抱かせないように配慮する．

3 自己紹介

　話し合いを始めるにあたり，自分が誰で何をしている人物なのかを，子どもや家族にきちんと説明することが重要である．すでに何度も会っているのであればその必要はないが，初対面かあまり面識がない場合は，話し合いを始めることを急ぐあまり自己紹介を忘れてしまうことのないよう注意する．

ⓑ 話し合いにおける留意点

1 家族に同席してもらう

　年齢に関係なく，特別な事情がない限り家族がいないところで子どもに説明をするのは避ける．家族がいるという子どもが安心できる状態で話し合いを行う．そうすることで，子どもにとってよりわかりやすいものとなり，また家族からも説明をしてもらうことができる．

2 説明をいきなり始めたり，突然終えたりしない

　話し合いを始めるときは，いきなり説明を始めるのではなく，子どもの興味のある話などをして，子どもの緊張をほぐし，ラポール（相互の信頼関係）を形成するように心がける．話し合いを終える際も，「今の説明でわかりにくいことはなかった？」「何か質問があったらいつでも言ってね」と伝える．一方的な終わりかたにならないように注意する．

3 説明を中断しない

　子どもにとって重大な問題である病気の説明をしている最中に医療者が中座してしまうと，子どもとの信頼関係を損なう危険性がある．重要な説明を行う時間はほかのスタッフの協力を得て，あらかじめ電話や用事が入らないよう工夫をしておくことが望ましい．

4 質問にあいまいな答えをしない

　「この病気，治るの？」「痛くないよね？」など，明確には答えにくい質問が子どもからなされた場合は，あやふやで消極的な答えをせず，具体的で肯定的な説明をするよう心がける（例：「少し痛いけど，30数える間だけだから大丈夫だよ」など）．

5 一方的にならない

　治療や病状の説明をするとき，医療者は一方的に話してしまいがちである．特に相手が子どもの場合は，医療者が一方的に話すと，子どもは質問ができなかったり，十分に理解できていないままうなずいてしまったりすることもある．「質問したいのにできなかった」という思いを子どもや家族に抱かせてしまうことにつながってしまう．子どもが聞きたいことがあれば，説明の途中でも気軽に質問してよいことをあらかじめ伝え，適度な間合いをとり相手の反応をうかがいながら，ゆっくり丁寧に説明することが必要である．

6 長々と話さない

　医療者が話す時間が長く続くと，子どもの集中力が低下し，内容が頭に入りきらず

いっそう理解が難しくなる．子どもは，特に緊張や不安が強い場面で，通常以上に注意集中力が散漫になる．場合によっては，説明を一度で済ませず何回かに分けて行うようにする．

II 治療が困難な状況などでのコミュニケーション

　つらい治療の甲斐もむなしく病気が再発したことや，治療が望めないことを告げることは，子どもにも医療者にも大変ストレスがかかり，できれば直面したくない状況である．しかし，子どもは大人が思う以上に自分の病状悪化を察知しているため，医療者が話し合いを避けることで，よりいっそう子どもの恐怖心や不安感が増し，周囲への不信感を強める危険性がある．

　ここではまず，難しい状況（再発時，治療が望めなくなったときなど）での説明において配慮すべき点をあげる．次に，どのように子どもに真実を伝えるか，子どもの"死"の概念の発達過程を整理しつつ，その対応について概説する．子ども本人に対する説明に焦点を当てるが，子どもの病状悪化は家族にとっても危機的状況であり，家族のサポートもいっそう重要になってくる（19頁，第2章「家族へのケア」参照）．

1. 再発時の説明

　具体的な説明の方法は初発時の対応と同様で，再発時も子どもに早めに真実を伝えるのが理想である．しかし，診断時から再発までの間に，子どもが病気についてどのように説明されてきたかによって，生じる問題や対応は異なってくる．初発時の体験を子どもがどのようにとらえているか，どのような体験であったかを医療者が知ったうえで，子どもの気持ちや思いを大切に扱う必要がある．

　再発後，医療者側の対応が最もスムーズに行えるのは，初発時に子どもに告知されていて，再発も告知する場合である．再発時も早めに告知されていれば，子どもからも疑問や不安なことを表出しやすく，周囲も状況を適切に説明しやすい．それにより，子どもの思いも把握したうえで一貫した対応を行いやすくなる．ただし，どこまでの内容をどのような言葉を用いて伝えるかは，子どもの認識や家族の意向，治療可能性の見通しにもよる．一方，初発時は告知をしたが，再発を告知しない場合もある．子どもは自分の体調が悪いことと告知されないこととの狭間で，病状を心配し，周囲に対して不信感を募らせかねない．これを回避するために，子どもの状態や家族の希望を考慮しつつ，再発時も初発時と同様に告知することを他のスタッフや家族とともに検討する．

初発時に告知されていないときには，再発を機に告知する場合と再発時も告知しない場合がある．前者の場合，初発時になぜ説明しなかったか，医療者と家族の考えや迷いについても誠実に子どもに伝えることが重要である．今回告知することで，子ども本人にも積極的に治療やケアに参加してほしいこと，これからも常にそばに寄り添い，ともに闘っていくことを明確に伝える．初発時も再発時も告知しない場合では，子どもは，説明されている内容と自分の身体の状態が合わないことに疑問を抱くことがある．家族や医療者も，子どもへの現状の伝えかたに苦慮し，方針が統一されにくくなる．それでも告知しないことが最善の策として選択される場合は，その背景や経緯をスタッフ間で共有し，対応を統一することが必要である．家族が子どもに悟られないよう無理したり，ストレスを抱え込みやすくなったりするため十分にサポートする．

2. 子どもと"死"について話し合う

　"死"に関する話し合いを始める最もよいきっかけは，子どもから自発的に質問されたときであるとされている．しかし，抵抗感や恐怖感，または周囲への気遣い（例：親を悲しませたくないなど）から，子どもが自ら"死"について尋ねてくることは少ない．子どもが"話したい"というサインを出したときにはそれを受け流したり話をそらしたりすることなく，話をじっくりと聞く姿勢をとることが重要である．

　安易に「大丈夫」「頑張ろう」と励ましの言葉をかけて対応してしまいがちだが，子どもは自分を取り巻く状況から予後を察知していることが多い．そのため，安易な励ましは子どもに安心感を与えるどころか，逆に不信感を与えたり，「"死"について話をすることはタブーなんだ」と思わせたりと，その後の感情表出を阻むことにつながりかねない．

ⓐ 発達段階別にみた死の概念の理解とその対応

1 乳幼児期

　乳幼児にはまだ死についての概念がなく，死は別離または動かなくなることという認識がほとんどである．この時期の子どもにとって，保護者との分離や一人ぼっちになることが最も恐ろしいことである．その不安を軽減するために，声かけやタッチングなどを通して一人ぼっちではないことを子どもに伝えることが大切である．

　3歳を過ぎると，死は単なる別離という認識だけではなく，養育者からケアをされなくなること，一人ぼっちになることと考えるようになる．病気についての説明をされていなくても，子どもは周りの様子や身体の不調から察して，信頼する人に死の不安や恐怖を表現することがある（絵や遊びなどの非言語的な形式をとる場合もある）．子どもが安心して自分の内面を表現できるように，温かく寄り添うことが重要である．

2 学童期

　学童期では死について具体的にとらえ，死ぬことが永久の別れであると認識する．"死ぬと体が動かなくなる""いつかはみんな死んでしまう"ということは6～8歳頃に理解するようになる．また，学童期では，想像的な死後のイメージをもつようになるため，死を擬人化して考えるようになる．例えば，"死んだ人がお化けになって出てくる""天国に行く"などの考えである．

　しかし，自分や養育者の死については，例外的にとらえ，自分自身や両親の死については訪れないと考えることが多い．そのため，自分に死が迫るということは子どもにとって非常に衝撃的なことである．この時期の子どもには，死や命を題材とした絵本を媒体として話をするのも有効である．"死"という言葉のなかに隠れた子どもの不安（例：痛い，1人になるなど）を見極めることが重要である．

3 思春期・青年期

　死について大人とほぼ同じような認識をするようになる．しかし，この時期の特性から，自分自身の死については受け入れにくい傾向がある．意思決定能力も大人とほぼ同じレベルになってくるため，今後の治療方針や最期を迎える場所の選択について，子ども本人と話し合い，できるだけ希望に沿えるようにする．

　思春期という発達段階的特徴から，自分の内面の葛藤や恐怖を人に話すのを嫌がる子どももいる．子どもがどのように現状を理解し，受け止めているかを周囲が把握するのが困難な場合もある．治療方針について家族と相談しながら進めていくことも多いが，家族への反発や気遣いなどから，家族の前では本音を出せないことも多いことに注意する．

　この時期の患者は罹病期間や合併症などの有無，それまでの家族関係，社会経験の質・量などにより，本人の社会性や自立性の成熟度において個人差が大きく，実年齢との乖離が生じている場合もある．十分にケース像を把握したうえで対応を検討する必要がある．

ⓑ 子どもから余命について質問されたとき

　子どもが余命について質問をしたとき，余命の期間そのものを知りたいわけではないことが多い．余命を質問した背景には，漠然とした不安を抱えていたり，ほかに気になることがあったりすることもある．まず，子どもが余命について心配しているということに理解を示す．そして，質問をした理由を尋ね，その思いに共感を示す．何か心配していること，希望していることがあれば，対応可能な方法がないかを一緒に考える（例：行きたい所に行く，会いたい人に会うなど）．

　もし子どもが自分の余命そのものに関心がある場合は，余命をどのくらいと感じているのか，どの程度具体的に知りたいのか，どんなふうに伝えてほしいかなど，子どもの意向を確認し，話し合う時間をもつ．余命の具体的な見通しを知りたいと希望す

表1-2 家族と子どもの病気や死に対する認識

	家族の認識	子どもの認識
病気への認知	子どもの病名および病気の状態を正確/詳細に認識	自分の病名および病気の状態を，家族の意向に従って選択的に認識
(終末期の場合)死への認知	子どもが死ぬことを認識	1. 死の直前まで認識しない可能性大 2. 元気になって退院できると希望をもつ 3. 寝たきり，あるいは以前の治療クールの繰り返し
元気なふり	最後までし続ける	家族の元気なふりに合わせるかのような病気認識をもつ(「自分の死」は認識しがたい)
態度	子どもの前では徹底的に気丈 楽観的態度と元気なふり	家族の態度に合わせる/配慮する態度

(田代　順：小児がん病棟の子どもたち—病気/死への認識と病棟社会への適応. 小児看護 26：1728, 2003 より転載)

る場合，断定的な言い方はせずに，状況によって変化することを前提として，幅をもった期間を伝える．

ⓒ 家族の態度と子どもの死の認識

　子どもに対して予後や今後の見通しなど病状の説明がなされていない場合では，子どもは家族の態度からそれを推測することが多い．自分の病気のことを心配している家族の姿をみるうちに，子どもは家族につらい思いをさせていると感じ，家族が言う以上のことを質問してこなくなることも多い．

　一方家族は，病状が悪いことを子どもに悟られまいと気丈に振る舞い，楽観的な態度で子どもに接する傾向がある(表1-2)．

　医療者は，難しい局面ほど子どもと家族を孤立させないようにし，コミュニケーションを保つよう心がけることが重要である．子どもも家族も，不安や疑問，弱音など，どのようなことでも医療者に表出してもよいと思われる関係づくりが重要である．

3. End-of-Life の時期

　End-of-Life の段階では，子どもが自分の病状を十分理解したうえで意思決定することが，病状的にすでに困難である場合も多い．したがって，すべてのことを伝えるのではなく，その子どもに合った truth telling (真実を伝えること)が必要となる．この時期に子どもとのコミュニケーションを成立させていくには，それまでの十分な信頼関係の構築が必須であるとともに，最期まで子どもを尊重した誠実な態度で接し続けることが重要である．

　また，この時期の家族はさまざまな感情(ショック，罪悪感，怒りなど)がわき起こり，心身ともに疲れ果てた状態でさまざまな意思決定を迫られる．医療者は，家族の

疲労が蓄積していないか，家族間で思いにずれが生じていないか，子どもより家族の意思が優先されすぎていないかなどを見極めながら，子ども・家族ともにサポートしていかなくてはならない（127頁，第9章「死が近づいたときにできること」参照）．

III 医療者のコミュニケーション・スキルと留意点

　医療場面におけるコミュニケーションに限らず，多くの人は"自分の話をしっかり聴いてもらえた"という実感を抱いてこそ相手に信頼を寄せるものである．医療者が子どもやその家族とのよりよい関係を築き，治療を協力して進めていくためにも，自分から"伝える（説明する）"技術だけでなく"聞く"技術も要求される．ここでは，医療者に求められる基本的なコミュニケーション・スキルについて概説する．

　成人の緩和医療の領域では，患者−医療者間のコミュニケーションを扱った文献が多数存在する．ここで紹介するものも，成人の患者を想定した内容ではあるが，年長の子どもや家族とのコミュニケーションの際に十分参考になると考えられる．

1. 質問するスキル

　質問には，大きく分けて"閉じられた質問"と"開かれた質問"とがある．両者にはそれぞれのメリットがあり，場合に応じて使い分けることでコミュニケーションをより促進させることができる．

ⓐ 閉じられた質問 (closed question)

　「はい」か「いいえ」，あるいは限られた選択肢のなかから1つの答えを選んで意思表示をしてもらうための質問である．例えば，「お腹が痛いですか？」「はい」もしくは「いいえ」，「夜に何回トイレに行きましたか？」「○回」と答えることができるような質問のことを指す．病歴聴取など特定の情報を迅速に集めたい場合に効果的である．患者が質問に答えることに緊張や抵抗が強かったり，体調が悪かったりするときには，思っていることを自由に話すよう促されるよりも，限られた答えで意思を示すように促されるほうが，負担が軽くなる場合もある．

　しかし，"閉じられた質問"のみを繰り返していると，医療者が意識していることや尋ねたこと以外には話が展開しにくくなるので注意が必要である．

ⓑ 開かれた質問 (open question)

　患者に自由に話を展開してもらうために用いる質問である．例えば，「気分はどうで

すか?」や「その話を聞いて，どう思いましたか?」といった問いかたのことをいう．

　患者がどう感じているのかを医療者が明確に把握できずにいる場合や，話の方向性を探っている場合などに有効である．"閉じられた質問"を繰り返すと尋問のように受け取られかねないが，患者に自由に話してもらうことによって，医療者が患者に関心を抱いていることが伝わりやすくなる．

2. 応答するスキル

日常生活のコミュニケーションのなかではごく自然であったとしても，病気や治療の説明・話し合いの場面では適切でない応答がある．

a 適切でない応答の例

1 攻撃的な応答

　医療者が子どもや家族から敵意を向けられたように感じることはよくあることである．医療者はその敵意に反応して攻撃的な対応をとることがある．例えば，家族が感情的に「先生はこの病気を治せないんですね」と訴えたときに，医療者が「私で不十分と言うなら，ほかの医者を探してかまいませんよ」と攻撃的に応答するような場合である．医療者は患者や家族からの敵意に反応してそのまま攻撃的に応答するのではなく，患者や家族がどうしてそのような感情を抱いたのか，まずその要因を理解しようとすることが重要である．

2 正当な判断のみに偏った応答

　医療者の判断がいかに正当であっても，それをそのまま伝えると子どもや家族とのコミュニケーションを絶ってしまう場合もある．例えば，子どもが「病気が悪くなったのは，私が薬をちゃんと飲んでいなかったから?」と聞いたとき，医療者が「そうだよ．薬の必要性は説明したはずだよね？　こんなことを続けていると取り返しのつかないことになるよ」と正当な判断のみで応答することは必ずしも適切ではない場合もある．正当な判断でも，それを聞いて相手がどう思うか，相手にどういう事情があるのかを，まず考えてみることが大切である．

3 安易に安心させようとする応答

　医療者はすぐに（無意識的に）子どもや家族を安心させようとしてしまうことに，注意が必要である．患者がなぜ今そのようなことを言ったのか，その背後にある感情に気づかずに安易に安心させようとしても，期待するような効果が得られないばかりか，「もう同じような質問をするのはやめよう（してはいけない）」と相手に思わせてしまう危険性がある．例えば，子どもが「私は死ぬの?」と質問をしたときに，「そんな心配をする必要はないよ」と安易に答える前に，なぜそのようなことを子どもが聞い

たのかを考える必要がある．

ⓑ 適切な応答の例

■1 事実に基づいた応答

　子どもや家族からの質問に対して，医療者は専門知識やデータに基づいた情報を伝えることで，不必要な不安を軽減できる．ただ，あまりこのような応答ばかりだと，患者が自由に感情を表出しにくくなる可能性があることに留意する．

■2 共感的な応答

　怒りや不安，喜びや悲しみなど，相手の感情が明らかな場合はまずそれを十分に受け止めて，そのような気持ちになるのは当然なことであることを伝える．例えば，家族が「先生はこの病気を治せないんですね」と訴えたとき，医療者が「お子さんの病状がよくならず，腹立たしく思われるのも当然だと思います」と答えることや，子どもが「私は死ぬの？」と質問したときに，「死んでしまうんじゃないかと思って心配なんだね？　なぜそういうふうに思ったのか教えてくれる？」という応答は，共感的であるといえる．

　同じ言葉でも，その人の置かれている立場やそれまでの経緯によって意味合いや思いが異なるため，医療者の応答のしかたも変わってくる．日頃から子ども・家族それぞれの事情や思いをよく知っておくよう心がけることで，相手に共感的な対応がしやすくなる．

3. 傾聴するスキル

　傾聴とは，ただ相手の話を聞くことではなく，相手の理解を深めるために，寄り添い，思いを汲み取りながら共感的に話を聴くことである．また，話している側が，自分自身の気持ちや本当に伝えたいことなどに気づくように，サポートしながら聴くことでもある．傾聴をされることで話している側は「わかってもらえた」と感じることができ，信頼関係を築くことにもつながる．

ⓐ 子どもや家族の話を遮らない

　相手が話し終えるのを待ってから自分の話を始めるようにする．ただし，患者が多弁で話題が定まらないときは，こちらが方向づけることも必要である．また，子どもや家族が話している間はできるだけ視線を合わせ，うなずいたり間をおいたりしながら，相手が話しやすくなるよう配慮する．

ⓑ 非言語的なメッセージにも注目する

　発言内容そのものだけに目を向けることのないよう，表情や姿勢，身振りといった

非言語的なメッセージにも注目する．例えば，子どもが「大丈夫」と言った場合でも，言葉通り「大丈夫」とは判断せず，子どもの表情や声色，姿勢などを含めて判断する．

c 沈黙に耐える

医療者からの質問に対して子どもや家族が沈黙しても，それは相手が考えることをやめてしまったわけではなく，何か重要なことを考えていたり，感じたりしていることが多い．医療者も黙って少し待つことで，子どもや家族は自分の考えを整理し，言語化できるようになるかもしれない．こちらから沈黙を破る場合は「今，どんな気持ちでしたか？」などといった形で声をかけるとよい．

d 相手の話を聞いて内容や思いを伝え返す

患者の使った言葉を自分も取り入れて伝え返すことで，"相手の話をしっかり聞き取っている"ということを示すことができる．しかし，あまりにも患者の言葉をそのまま繰り返してばかりだと違和感を与えるので，適宜同じ意味を表す別の言葉に置きかえて伝えるのも効果的である．子どもが「その薬を飲むと，眠くなるから嫌だ」と訴えたときに，医療者が「薬のせいで眠くなるのが嫌なんだね？」「薬のせいでウトウトするのが嫌なんだね？（別の言葉に置きかえ）」と伝え返すといった例が考えられる．

また，患者の話を聞いた後に医療者が内容を要約して伝え返すことにより，患者のほうも自分が話した内容を振り返ることができる．必要に応じてメモをとり，相手の話を整理しながら聞くとよい．説明力が十分でない子どもはもちろんのこと，大人であっても特に強い感情が伴う場面では，話しかたがまとまりなく冗長になることが多い．医療者が要約して伝え返すことで，子どもや家族の気持ちも整理されることが期待できる．子どもが「薬飲むのやめた，眠気がひどい，眠いのはイヤ，薬のせいだ」と話したとき，医療者が，「眠気がひどいのは薬のせいだと思って，それでイヤになって薬を飲むのをやめたんだね」と内容をまとめて返すことが，この例である．

4. より効果的なコミュニケーションを行うために

a "共感的な応答"と"開かれた質問"を組み合わせる

先述したように，患者の言葉に共感的に応答することは，会話を促進させる重要なスキルである．ただ，あくまでも患者が感じていることを"推測"して応答することになるため，こちらの"推測"が誤っている場合は，共感的に応答しているつもりでも，かえって患者に"自分の気持ちをわかってもらえていない"という思いを抱かせる危険性がある．そのため，自分の"推測"に確信がもてない場合は，"共感的な応答"をする前に"開かれた質問"を使い，患者が何を感じているかを十分把握するように努めるとよい．例えば，子どもが「もうそろそろ学校に行けそうだって，先生から言われた

んだ…」と言ったときに，その子どもにとって"学校に行く"ということが必ずしも喜ばしいことではないという可能性も考えることが大切である．「そうなの．それを聞いてどんなふうに思ったの？」といった開かれた質問をすることで効果的なコミュニケーションにつなげることができる．

❺ 医療者自身が陥りやすいコミュニケーションパターンを自覚する

　子どもや家族とのコミュニケーションがうまくいかないとき，医療者はそれを状況（例："予後が厳しいのだから，家族の不満が強まるのはしかたない"など）や患者側（例："子どもや家族が非協力的なのがいけない"など）に要因があると考えてしまいがちである．しかし医療者も，自分自身にコミュニケーションがうまくいかない要因はないか振り返ってみることが重要である．

　医療者は，難しい局面になればなるほど，専門家として"しなければならないこと"や"言わなければならないこと"を意識するあまり，子どもや家族からのサインに気づけなくなる場合がある．その結果，よかれと思ってしている対応と患者の思いとの間にずれが生じてしまうこともある．このことを回避するためには，自分1人で抱え込むことなく，日頃からスタッフ間で子どもや家族とのかかわりについて情報交換しあうことで，自分以外のスタッフの考え方や対処法を知ることが大切である（121頁，第8章「医療者のメンタルヘルス」参照）．

〔堀上瑞恵，澤田眞智子，山本悦代〕

文献

1) 日本医師会（監）：コミュニケーション．がん緩和ケアガイドブック2008年版．pp88-95, 青海社, 2008
2) 安保寛明, 他：コンコーダンス（調和）のための21スキル．コンコーダンス—患者の気持ちに寄り添うためのスキル21—．pp95-162, 医学書院, 2010
3) 鍋谷まこと, 他：子どもにどのように説明するか．奥山眞紀子（編）：病気を抱えた子どもと家族の心のケア．pp29-39, 日本小児医事出版社, 2007
4) Buckman R：患者の反応．Buckman R（著），恒藤　暁（監訳）：真実を伝える—コミュニケーション技術と精神的援助の指針—．pp98-175, 診断と治療社, 2000
5) 藤井裕治, 他：小児血液・悪性腫瘍疾患の医療面接時における，患者・家族が知りたい情報と医師・看護師が伝えたい情報．小児臨床 57：197-206, 2004
6) 藤井裕治, 他：病気説明を受けた小児血液・悪性腫瘍患児における病気の理解度．小児がん 39：24-30, 2002
7) Buckman R：基本的なコミュニケーション技術．Buckman R（著），恒藤　暁（監訳）：真実を伝える—コミュニケーション技術と精神的援助の指針—．pp37-64, 診断と治療社, 2000
8) 小川朝生, 他（編）：コミュニケーション—告知に関連して—．精神腫瘍学クイックリファレンス．pp320-335, 創造出版, 2009
9) 三宅玉恵：バッドニュースを伝えるときのコミュニケーションスキル—思春期がん患者へのかかわりに焦点を当てて—．小児看護 33：1765-1769, 2010
10) 丸光　恵, 他（監）：トータルケア．ココからはじめる小児がん看護．pp250-307, へるす出版, 2009
11) 丸光　恵, 他（監）：End-of-Life ケア．ココからはじめる小児がん看護．pp344-408, へるす出版, 2009

12) 丸光　恵：End-of-Life にある 10 代患者への支援―第 7 回日本小児がん看護学会・財団法人がんの子供を守る会合同シンポジウム「10 代患者の死をめぐる問題」から―．小児看護 34：345-350，2011
13) 田代　順：小児がん病棟の子どもたち―病気／死への認識と病棟社会への適応．小児看護 26：1723-1729，2003
14) Rowland JH：発達段階と適応―小児と青年モデル―．Rowland JH（著），河野博臣，他（訳）：サイコオンコロジー 3．pp3-24，メディサイエンス社，1993
15) 服巻　豊：緩和ケア病棟のスタッフへの提案―「いいとこ見つけ」の練習―．死をみるこころ生を聴くこころⅡ―緩和ケアの場にいきる心理的援助と技法―．pp35-50，木星舎，2006

第2章

家族へのケア

家族を理解する

　病気をもつ親は，言葉で表せない不安と将来に対する不安で，さまざまな場面で戸惑うことが多い．
　また，親の心の準備ができないまま，治療のことや入院のこと，学校のことなど，親として子どもの思いを尊重し，意思決定していかなければならない．さらに，治療が長期にわたる場合，環境の変化により，夫婦関係，きょうだい関係，祖父母との関係などの問題を抱えることになる．このような問題に直面している家族を，われわれはどのような視点で理解しているのか？　それぞれの家族を理解したうえで，家族とともに"その子らしい生きかた"について考えているのか？　という点に留意する．
　子どもが望んでいることや，感じていることをしっかり受け止めるためには，家族が本来もっているセルフケア能力をまずアセスメントし，現状を把握しながら支援の方針の検討を進める必要がある．そのためには，まず家族の状況や個別性について情報を収集する．家族構成や家族成員の健康状態，経済状況，日常生活状況，キーパーソンや子どもの病状の理解度，家族間の関係性など，家族に関する基礎的データを丁寧に収集することが重要である．そして，家族成員に起こっている問題状況を明確化し，それぞれの家族成員が直面している問題と対処方法を知ったうえで，家族のニーズを明らかにし，支援の目標と方針を定めていく．アセスメントの枠組みとして，これらの一般的な概念を理解しておくことによって，家族の思いや希望を明確に汲み取り，ケアの目標を定めやすくなる．また，家族に直接かかわることが難しく，家族の思いをなかなか確認できない場合にも，これらの事柄が満たされているかどうかに配慮していくことが必要である（表2-1）．

表2-1　家族アセスメントの視点

1. 家族構成

2. 家族の発達段階
    - 家族の現在の発達段階は？
    - 取り組まなければならない発達課題は？
    - 発達課題をどのように達成しようとしているか？
    - 現在まで，家族の発達課題にどのように取り組み，達成してきたか？

3. 家族の役割や勢力関係
    - どのように役割分担しているか？
    - 役割過重は生じていないか？
    - 役割期待は明確か？
    - 家族内に役割葛藤はないだろうか？
    - 新たに学ぶべき役割行動はあるか？
    - 役割交代は柔軟に行われているか？
    - 家族のリーダー，キーパーソンはだれだろうか？
    - だれが何を決定しているか？
    - 物事を決定するとき，互いが話し合っているか？
    - どのような方法で決定しているか？

4. 家族の人間関係，情緒的関係
    - 家族員は互いをどのように思っているのだろうか？
    - 家族員は互いに支援し合っているか？
    - 家族は一緒にどのようなことをどの程度しているか？
    - 家族員は互いの感情や思いに敏感か？
    - 互いに尊重し合っているか？
    - 家族員の年齢や発達に適合した関係であるか？
    - 必要に応じて家族の関係を柔軟に変化させてきたか？

5. 家族のコミュニケーション
    - 機能的で明確なコミュニケーションがとれているか？
    - オープンに自分の意見や感情を表明できているか？
    - 会話は適切で温かい思いやりのあるフィードバックがなされているか？
    - 攻撃的で否定的なコミュニケーションは多くないか？
    - 表面的な会話，指示的な会話が多くないか？
    - 互いに傾聴する姿勢があるか？
    - コミュニケーションは一方的でなく，相補的か？

6. 家族の対処方法
    - 家族が一体となって生活の調整・管理を行うような統合的対処をとっているか？
    - 負担を軽減したり現状を打開するために，具体的な方法を試みる方策的対処をとっているか？
    - 家族ができる限り普通の生活を維持していこうとする対処をとっているか？
    - さらに家族外に資源を求めるような対処をとっているか？

7. 家族の適応力や問題解決能力
    - 今までの問題に対する適応力はどのようなものであったか？
    - 家族の認知能力や知的な力はどの程度か？
    - 家族は現実を認識し，検討していく力を有しているか？
    - 家族は現実的な目標設定や計画を立てる力があるか？
    - 家族の意思決定能力はどの程度か？

8. 家族の資源
    - 何か問題が生じたときに親族や近隣からどのような助けを得てきたのだろうか？　また，得る可能性はあるか？
    - 社会資源を利用しているか？
    - 援助や支援を得ることをどのように考えているか？

9. 家族の価値観
    - 家族はどのような行事や考え方を重視しているか？
    - 介護をするうえでどのようなことをモットーにしているか？
    - 家族の健康行動に関与している考え方は？
    - 家族の文化で特記すべき事柄はないか？
    - 宗教的なことは？

10. 家族の期待・希望
    - 家族はどのようなことを期待しているか？
    - 家族はどのようなことに希望をもっているか？
    - それらについて，家族員の考えは一致しているか，どのような点が異なるか？
    - 異なっている目標や希望はどのように扱われているか？

11. 家族のセルフケア力
    家族生活の領域として，"十分な空気・水分摂取の維持""十分な食事摂取の維持""排泄過程，排泄，清潔に関連したケア""活動と休息のバランスの維持""孤立と社会的相互作用のバランスの維持""生命，機能，安寧に対する危険の予防""正常な家族生活の維持"の7つの領域についての情報を収集する
    - 家族セルフケアの7つの領域で，健康問題と関連している領域があるだろうか？
    - 家族は7つのセルフケアの領域を健康的にセルフケアできているか？
    - 7つのセルフケアの領域の課題と家族像とはどのように関連しているだろうか？
    - 家族のセルフケア力（理解力，判断力，知識・技術力，継続力など）は？

（法橋尚宏：新しい家族看護学 理論・実践・研究．p105，メヂカルフレンド社，2012より転載）

1. 家族の身体・精神状態を理解する

　家族の気持ちのつらさ，介護ストレスは大きな精神的負荷になっている．多くの家族は，精神的苦悩を表に出してはいけないと思っている．そのうえ，家族の精神的苦悩は，周囲からもケアされることが少ない．また，介護負担が身体に与える影響は大きく，家族の身体疾患を悪化させる可能性や新たに身体・精神疾患に罹患する可能性もある．抑うつ症状だけでなく，慢性的な睡眠障害が認められることもある．治療が長期に及んでくれば，子どもの苦痛を目の当たりにし，そばにいることしかできない"無力感"や，もっとほかにできることはなかったのだろうかと"自分を責める気持ち"が強くなり，現実から逃げたい思いから，面会に行きたくても行けなくなる場合もある．

2. 家族の社会的状況を理解する

　家族は介護のために，仕事のスタイルを変えなければならなくなり，人生の方向転換を余儀なくされることもある．子どもの療養生活のために，さまざまな家族機能が弱体化するなど，家庭生活上の変化が生じる．また，療養生活について，"自分の思うように看病したい""自分の思うように看取りたい"という思いから，家族間で療養をめぐる葛藤が生じることがある．療養のありかたについて，家族が第三者から批判を受けたり，家族にとって身近な存在の人の言動が，介護している家族のストレスに大きく影響を与えたりすることもある．また，家族は療養生活が中心となり，社会より取り残された感を抱く場合もある．それは，子どもの気持ちを共有できなくなった孤独感や自分の気持ちのつらさ，自身のストレスを他者に話す機会のない隔絶感により，暗い長いトンネルから抜けられないような思いに追い込まれやすくなる．

3. 家族と医療者との関係を理解する

　家族は，医療者と治療について考えや方針を話し合う必要があるが，医療者が考えている以上に家族は医療者に遠慮し，十分に話すことができない．家族は，医療者の行為や言動に対しても敏感になり，心理的な緊張を感じていることが多い．

Ⅱ 子どもの発達段階別にみた家族ケアのポイント

1. 乳児期の子どもの家族ケア

　　乳児期の子どもは，治療の選択も不調の訴えも十分にはできない．したがって，すべての判断は親に委ねられる．しかし一方で両親は，病気の子どもをもつ身として，自らも発達課題を乗り越えている過程にあるため，その責任は重く，判断が揺れることも多い．また，家族間で十分にコミュニケーションをとれずにいることも少なくない．

　　この時期のポイントは，子どものキーパーソンとなる親の心情に寄り添うことが重要である．その方策として，子どもの好きな遊びを中心に，家族で一緒に過ごせる時間をもち，子どもの笑顔を引き出し，親がその子どもとしっかり向き合い，日常生活援助から現実を受け止めていけるような支援を行うことが重要である．

2. 幼児期・学童期の子どもの家族ケア

　　3歳を過ぎれば，子どもは自分自身の身体に起こっていることを理解できるといわれている．病気や死について，どこまで何を話すかはその年齢や状況によって異なる．もちろん家族の意思も尊重しなければならないが，治療を受ける本人の闘病意欲を支えるために今起こっている現状についてしっかりと話すことは重要である．本人が前向きに頑張ろうとする気持ちと家族も頑張ろうとする気持ちが相互にバランスのよい関係になるように親子の距離をはかることが大切である．説明するにあたり嘘は避け，年齢や子どもの理解力に合わせて表現方法を配慮し，子どもの示すサインに注意して，それぞれの家族へのサポートに多職種でかかわる意味は大きい．

　　この時期のポイントは，連携する多職種のそれぞれの役割の確認や，子どもや家族が何を一番大切にしているかを把握すること，そして，子どもや家族の望む療養環境を整えることが重要である．

3. 思春期・青年期の子どもの家族ケア

　　この年代の子どもをもつ家族は，思春期・青年期まで育児・養育を行ってきた自信がある．そのため，"親のやりかた"が強調されやすい．医療者は，その家族のやりかたに対して良否を評価するのではなく，入院・治療などの状況でも親としての役割・機能が発揮できるように，十分な情報提供と支持的にかかわる姿勢が必要である．特に，病気の子どものことにだけ意識を集中し，心の余裕や逃げ場所のない家族に対し

ては，家族の不安や悲嘆を受け止めることが重要である．また，思春期・青年期の子どもは，発達的段階から孤独感が強い状態にあり，死を予感させる身体症状や周囲の反応から，その心理的ストレスをいっそう強めていると考えられる．

　この時期のポイントは，病気の子どもの身体ケアを充実させ，少しでも症状緩和となるようケア方法を工夫すると同時に，家族の"希望"となっているものを明らかにし，できる限りそれを反映した介入を行うことが重要である．

III 看取り期の家族ケア

　看取りが近くなってきた段階では，患者の死への準備について，家族成員がどのように考えているかを把握する．看取りに関する希望は，特に個別性が高いため，死後の身体的な変化などについても情報を提供し，家族が悔いなく看取ることができるように支援する．

　また，家族が患者にお別れと感謝の言葉を十分にかけられるように配慮することも大切である．特に子どもは，親に対しても気を遣い，最後の最後まで親の期待に応えようと精一杯頑張ろうとする．そのため，親やその家族は，決して患児を一人ぼっちにせず，訪問回数を増やし，そばにいる時間を長くしてもらうように努める．医療者は，家族が患者に何もできないと嘆く気持ちを理解し，ともにそのいたたまれない空気のなかに存在し，ともにその思いを感じ，その空気を味わうことが，このような場面では必要である．これは，患児の孤独感や寂しさを和らげ，安心感のなかで旅立つことができるための家族の心の準備である．

　この時期の家族に対するケアで重要なことは，家族の心の平安と親自身の心の解放である．がんになったこと，なぜ私の家族がこのような思いをしなければならないのか，など後悔の心や怒りの心には穏やかな思いはない．それをすべて許す心をもつことが心の平安であり，心の解放である．しかし，その渦中にいる家族は，現実から遠ざかろう，気づかないようにしよう，認めなければならないが認められない，という複雑な思いがある．その揺れ動く気持ちに対して，医療者は誠実に応える姿勢が求められ，この心を支えることが看取り期の家族へのケアである．医療者は，子どもが親から温かい眼差しで見つめられ，優しい言葉をかけられ，愛されていることを感じ，"ごめんね，お母さん"という思いから"ありがとう，お母さん""私を産んでくれてありがとう"と思って旅立つことができるよう，また，家族も"産まれてきてくれてありがとう""私はあなたの親になれて嬉しい"と思えるように，そのときの流れを静かに見守る姿勢が，最も重要である．

Ⅳ 子どもを亡くした家族への配慮

　子どもを亡くした家族は，その事実を背負いながら自分たちの生活を送らなければならない．受けた医療・看護について，信頼と感謝の気持ちはあるが，反面，不信と不満な気持ちもあり，いつまでもその複雑な思いと闘っている．子どもを亡くした家族への配慮として重要なことは，親の複雑な思いに近づく姿勢である．

①親の思いのなかに，自分の子どものことを忘れてほしくないが，入り込まれるのもつらい．わかったように同情されるのも嫌だと思うなど，微妙な心の距離感をもつ．

②子どもを亡くした家族は，癒えない心の痛みを感じながら，時間は過ぎていき，現実についていけなくなる．いつでも泣ける場所，自分の居場所を見つけ，もう一度，前を向いて生きていくために，時の流れは重要であり，自ら話されるまで待つ姿勢と見守る姿勢が重要である．

③親は，子どもの死を境に，生や死について自分なりの死生観を築き，それはこれから生きていくうえでの支えとなる．しかし，それは確実なものではなく，常に揺れ動き悩むものであるということを理解する必要がある．

④死別時の子どもの身体的な変化やそのときの旅立ちかたによって，残された家族の思いは大きく変化し，また一生心に抱えていくつらさの度合いにも影響を与える．できる限り「その子らしい表情」を大切に，身体的なケアを行い，穏やかな時間を過ごせるように終末期の環境を調整することは，遺族ケアにつながる．

 ## Ⅴ 小児緩和ケアにおけるきょうだい支援

　きょうだいは，病気の子どものことが心配であるが，十分な説明をしてもらえないことが多く，親が病院に付き添っているため1人の時間を過ごさざるをえないなど，寂しい思いをすることが多い．親も病気の子どものことで気持ちがいっぱいになり，きょうだいのことまでなかなか心を配れなくなってしまう．きょうだいはそのような親の気持ちを察して，我慢することが普通になってくる．このような気持ちが長く続くと，気分がふさがり，学校に行きたくなくなったり，さまざまな問題を抱えたりすることがある．医療者は，きょうだいがこのような状況に陥らないように，きょうだいへの気配りを怠らないようにすることが大切である．特に，小児緩和ケアにおいて重要となるのは，病状が厳しいときに，それをどのようにきょうだいに伝えるか？　と

> ### 🍀 終末期におけるきょうだいへの病状説明：
> ### 6歳児△△君への説明の実際
>
> 　○○ちゃんは、胸とおなかに「よくないもの」ができました．
> 　どうしてこの「よくないもの」ができたか、まだわかりません．でも、誰のせいでもないし、うつることもありません．
> 　○○ちゃんは「よくないもの」をやっつけるために病院で、大事なお薬を使っています．
> 　大事なお薬を使っていると、髪が抜けたり、気持ち悪くなったりします．○○ちゃんは、ずっと病院で頑張ってきました．
> 　△△君も○○ちゃんが病院にいるとき、おうちで頑張ってくれました．パパやママがいなくて寂しかったね．でも、パパもママも△△君のことが大好きだよ．△△君のおかげで○○ちゃんも頑張れました．△△君ありがとう．○○ちゃんは今、飲み薬で「よくないもの」をやっつけています．でも、「よくないもの」の力はとても強いです．
> 　「よくないもの」がいっぱいになると○○ちゃんは息が苦しくなります．おうちにある、四角い機械は、○○ちゃんの息を楽にする機械です．おうちにお医者さんや看護師さんが来てくれます．
> 　「よくないもの」がもっと増えると○○ちゃんと遊んだりお喋りしたりできなくなります．
> 　これから、○○ちゃんは大好きなおうちで、大好きなパパとママ、△△君と一緒に過ごします．
> 　○○ちゃんとお喋りしたり遊んだりしてあげてね．△△君もパパとママにいっぱいあまえてください．
> 　△△君、今まで頑張ってくれて本当にありがとう．
> 　これからも○○ちゃんを応援してね．よろしくお願いします．

いう場面である．その場合，親の意向や子どもの認知度，理解度を十分にアセスメントしたうえで病状説明を行うが，それ以上に，説明する時間，場所，説明する人，説明する前の心の準備（プレパレーション：106頁，第6章-Ⅲ 参照），また言葉の選びかたや表現方法，どのように説明するか，など細かな点についても，親と多職種を含めて話し合うことが重要である．

（福地朋子，中川礼子）

文献

1) 法橋尚宏：新しい家族看護学 理論・実践・研究．メヂカルフレンド社，2012
2) 丸光 恵，他：ココからはじまる小児がん看護 疾患の理解から臨床での活用まで．へるす出版，2009
3) 宮下光令（編）：ナーシング・グラフィカ 成人看護学 ⑦ 緩和ケア．pp228-240，MCメディカ出版，2013
4) 田村恵子，他：緩和ケアにおけるがん患者の家族ケア．緩和ケア 17（10月増刊号）：2007
5) 野嶋佐由美，他（編）：特集 がん患者の家族ケア．家族看護 12 6：2008
6) 大学病院の緩和ケアを考える会（編）：臨床緩和ケア，第3版．p123，青海社，2013
7) 日々の実践につなげる小児緩和ケア 子どもと家族の安楽を支えるために．小児看護 33：2010
8) 特集 小児緩和ケア 限りあるときを生きる子どもと家族を支える．緩和ケア 20：2010
9) 沼野尚美：いのちと家族の絆—がん家族のこころの風景—．明石書店，2010
10) 金子絵里乃：ささえあうグリーフケア—小児がんで子どもを亡くした15人の母親のライフ・ストーリー．ミネルヴァ書房，2009
11) 池永昌之，他（著），淀川キリスト教病院ホスピス（編），柏木哲夫，他（監）：緩和ケアマニュアル，第5版．最新医学社，2008
12) 谷山洋三，他：スピリチュアルケアを語る．関西学院大学出版，2007
13) 窪寺俊之，他：続・スピリチュアルケアを語る．関西学院大学出版，2009
14) 財団法人がんの子供を守る会：がんの子どもの教育支援に関するガイドライン．財団法人がんの子供を守る会，2002

第3章

疼痛の緩和

I 痛みのアセスメント

"痛みを体験している人が「痛みがある」というときは,いつでも存在している"といわれるように,痛みは主観的なものであり,体験している人の訴えを信頼し,評価し,緩和する必要がある.しかし,子どもの場合,痛みのとらえかたや表現方法が発達段階により異なるため,痛みを十分に表現できていないことが多い.また医療者も,子どもの体験している痛みを正しくとらえられていない可能性がある.子どもの痛みを評価する場合は,ツールの使用や客観的指標の使用などで,できる限り正しく評価し,対応する努力が必要である.

1. 子どもの痛みを評価するうえで配慮すべきこと

- 痛みのとらえかたや表現が発達段階により異なる.
- 痛みをうまく表現できないことがある.
- 子どもと医療者の間に,言語,文化の違いがあるときは特に注意する.
- 家族の志向,文化が影響しやすい(痛みは我慢していれば治る,鎮痛薬は身体に悪い,など).
- 他人による疼痛評価は,主観的な痛みよりも過小評価になりやすい.
- 痛み以外の苦痛の影響を受けるため,包括的な症状緩和,精神面のケアなどを同時に必要とする場合が多い.

2. 痛みに対して,子どもと一緒にできること

a 痛みについて子どもに予告する

痛みの予測が痛みへの対応を促進するという研究はなされていないが,子どもにとって事前に十分に予測のつかなかった痛みは,予測できた痛みよりも強く感じられ

ることが明らかになっている．不安や恐怖も痛みの閾値を下げる因子である．

　どのような原因で，どのような痛みがあるのか，どれくらい続くものであるのか，などを予測できる範囲で説明する．また，痛みが「病気が悪くなったせいではない」と説明することも必要である．このような説明を行うためには，治療や検査について事前に説明されていることが必要である．

ⓑ これまでの痛み体験についての情報を子ども自身から得る（痛みの履歴書）

　子どもの痛みの経験は，"こけて足を擦りむいた""風邪で頭が痛い"など，比較的短期間で一過性の痛みであることが多い．この場合，子どもは「痛みは何もしなくてもだんだんよくなる（＝よくならないということはない）」と解釈していることがある．

　鎮痛のみを目的に薬剤を使った経験（または記憶）のない子どももいる．また，鎮痛薬によいイメージをもっていない場合もある（あまり効かなかった，苦い薬を飲むより痛みを我慢しているほうがまし，など）．

　自分なりの鎮痛の方法（冷やす，さする，温める，遊んで忘れるなど）をもっている子どももいる．この方法についても情報を得て可能な限りケアのなかに取り入れる．

ⓒ 痛みは軽減できること，そのために子どもや医療者ができることを説明する

　治療や処置に伴い，これまでの経験と異なる痛み（一定期間持続する痛み，鎮痛薬が必要とされる痛み）が予測される場合は，それについても説明し，疼痛コントロールへの理解を得る．また，痛みを和らげるためにどのような方法があるのかを事前に説明しておく．

> 例：「こけた後は，次の日くらいには，あまり痛くなくなったよね？　でも，今度の手術の後は，こけたときより痛いのが1週間くらい続くかもしれない．ずっと痛いままだとつらいから，早めに教えてほしい．痛み止めの薬を使って，痛みがないようにしよう」
> 例：「背中の検査は，寝ている間に検査をするから痛くないよ．でも，起きてから，検査の跡が痛いかもしれない．ほとんどの子が普通に遊んだり歩いたりできているけど，もしつらかったら看護師さんに言ってね．痛み止めの薬を使って痛くなくできるからね．あと，針の跡はガーゼで守っているから触らないようにしよう」

ⓓ 痛みの評価方法について子どもと相談し，可能なら練習をする

　一般的に，3歳以上の子どもは，痛みを判断し，他人に伝えることができるといわれている．また4歳以上の子どもは，自己申告ツールを利用できるが，学童期以前の子どもでは自己申告ツールだけでなく行動観察を併用することが望ましいとされている．自己申告ツールは子どもが自分で選ぶことが望ましい（132, 133頁，**資料2, 3**）．客観的な痛み評価ツールとしては，FLACC（Face, Legs, Activity, Cry, Consolability）

スケール（134頁，資料4）などを参照されたい．

3. 痛みに対して，家族と一緒にできること

ⓐ 痛みについて家族に予告する

どのような痛みがあるのか，どれくらい続くものであるのかなどを，予測できる範囲で説明する．時間経過によって軽減する痛み（検査や術創の痛みなど）なのか，消失することのない痛みや増強していく痛み（がんの浸潤による痛みなど）なのかも説明する．

痛みによって，単回の鎮痛処置で対応できる場合，継続的な鎮痛処置が必要な場合，鎮痛処置を強化していかなければならない場合があることも説明する．

特に，鎮痛処置を継続強化していく場合は，事前にその説明を十分に行い，処置が細かく変更されていくことが不安につながらないよう配慮する．

> 例：「今の足の痛みは，原疾患がコントロールされない限り消えずだんだん強くなっていきます．痛み止めの薬を使っていますが，病気が進行すればまた痛みが出てくると思われます．その場合は，痛みがなくなるところまで量を増やしながら使い続けていきます．痛みに合わせて，薬の種類や形状を変えたりする場合もあります」

ⓑ 子どもの痛み体験，家庭での鎮痛緩和の方法についての情報を家族から得る

子どもがもっている自分なりの鎮痛の方法については，両親が情報をもっている場合が多い．この情報を得てケアに取り入れるとともに，親にしかできない鎮痛方法（抱っこする，さする，そばで話しかけるなど）を奨励し協力を得る．

ⓒ 痛み以外の因子についても説明する

不安や寂しさを「痛い」と表現する場合もある．医療者は子どもの訴えと状況を十分にアセスメントし，痛み以外の因子の関与についても家族に伝える．それを取り除くため，家族と医療者が協力し合う必要がある．

4. 新生児の痛みのアセスメント

新生児では，『新生児の処置時の疼痛緩和ガイドライン』（自施設院内作成ガイドライン）に沿い疼痛評価とその緩和を行っている．また，入院患者全員に"外的刺激による疼痛が生じる可能性がある"という標準看護計画を適用することで，意識的に疼痛緩和に向けた介入を行っている．

Ⅰ．痛みのアセスメント

以下に，痛みのアセスメントに関連する箇所を提示する．

新生児においては，1つの指標だけでは正確な痛みの評価としての信頼性が低い．生理学的・行動学的指標，および病状や修正週数，日齢，睡眠覚醒レベル，前回受けた痛みを伴う処置からの回復時間などを考慮し，多面的にアセスメントすることが重要である．

そして得られた評価内容は必ず診療録に記録して，疼痛緩和の実践に十分に生かされるよう心がけなければならない．

一般に，新生児で用いられる疼痛評価の指標は3つのグループに分けられる．

ⓐ 生理学的指標

疼痛に伴って変化しうる生理学的な指標には，心拍数，呼吸数，血圧，酸素飽和度，皮膚色など，測定や評価が比較的容易なものだけでなく，脳波，頭蓋内圧，迷走神経活動指数などさまざまなものがある．いずれも疼痛に対してのみ特異的に変化を示すものではなく，ほかのストレスによっても変化し，個人差も大きいため，これらのみを用いて疼痛の強さの程度を正確に評価することは難しい．

生理学的指標の特徴
- 疼痛に対する特異的な反応ではない．
- 持続する疼痛における信頼性は低い．
- 鎮痛・鎮静薬の使用中は，薬剤による生体への影響が起こるため，疼痛を反映しない場合がある．

ⓑ 行動学的指標

行動学的指標には，表情，姿勢，体動，啼泣，覚醒レベルなどがある．疼痛に対する行動の変化を観察し，記録することによって疼痛を評価する手法である．

1 行動学的指標の特徴
- 修正週数が早い場合は，疼痛刺激に対して反応が明確でないことがある．
- 疼痛刺激を受ける直前の覚醒レベルによって反応は異なる．
- 同様の刺激が繰り返されると，慣れ現象が生じ反応が漸減する．
- 早産児では慣れ現象が生じにくく，知覚刺激に対して過剰反応を示す場合がある．

2 行動学的指標で疼痛を評価するうえでの留意点
- 他者による客観的な疼痛評価は，過小評価になる傾向があることを認識しておく必要がある．
- 新生児における疼痛の存在を思わせる行動（例："顔の表情の変化""泣く""暴れる"など）は，いずれも疼痛以外のストレス（不安，恐怖，空腹など）によるものと

区別することは容易ではなく，また個人差も大きいため，行動観察のみで疼痛の程度を正確に評価することは難しい．

● 生化学的指標

疼痛に伴って変化しうる生化学的な指標としては血中カテコラミン，アドレナリン，血糖，白血球数，レニン，コルチゾールなどさまざまなものがある．

生化学的指標の特徴
- 測定機器が必要である．
- 疼痛に対する特異的な反応ではない．
- その場で評価できる指標ではない．
- 日内変動がある．

自施設の新生児棟では，米国小児科学会が推奨する疼痛評価ツールを参考にして，穿刺処置に対して暫定的に用いる疼痛評価ツールを作成し，使用している（135頁，**資料5**）．

このツールは，以下の2項目を大きな目的として作成されている．
① 新生児に疼痛を伴う処置を行う際に医療スタッフが観察し，配慮すべき点について自ら客観的な評価を行うことで，スタッフ自身が疼痛緩和に対する意識を高める．
② 現在行っている疼痛緩和法が十分であるかを検証し，より効果的な疼痛緩和を実践できるようになるための足がかりとなるデータを蓄積する．

また，日常の診療のなかで簡便に記載できるよう工夫したが，実際に使用していくうえで，実情に応じて適宜改訂していくものとする．

〔辻　ゆきえ〕

● 文献

1) 片田範子，他：平成12・13年度科学研究費補助金 基盤研究(B)(2)「小児における癌性疼痛緩和方法の開発」．2001
2) 半澤浩一：子どもが「痛い」と言ったとき 知っておきたい知識 痛みの評価と対応．小児看護 29：1187-1192, 2006
3) 阿部世紀：特集 小児の疼痛コントロール 痛みの臨床評価．小児内科 35：1285-1290, 2003
4) 小川　真，他：特集 小児の疼痛コントロール 小児の痛みの特殊性．小児内科 35：1270-1274, 2003
5) 飯村直子，他：Wong-Bakerのフェイススケールの日本における妥当性と信頼性．日小児看護会誌 11：21-27, 2002
6) 新見明子：痛み評価におけるVisual Analogue Scale (VAS)の測定力の検討．日看技会誌 4：14-15, 2005
7) 丸光　恵，他（監）：ココからはじめる小児がん看護．pp216-227, へるす出版, 2009
8) Lansdown R : chapter 9 pain. Children in Hospital: A Guide for Family and Carers. pp106-120, Oxford University Press, Oxford, 1996
9) Peden V, et al : Using the Oucher Scale. Pediatr Nurs 13 : 24-26, 2001
10) Collins JJ, et al : The measurement of symptoms in young children with cancer: the

validation of the Memorial Symptom Assessment Scale in children aged 7-12. J Pain Symptom Manage 23 : 10-16, 2002
11) Merkel SI, et al : The FLACC: a behavioral scale for scoring postoperative pain in young children. Pediatr Nurs 23 : 293-297, 1997
12) Schade JG, et al : Comparison of three preverbal scales for postoperative pain assessment in a diverse pediatric sample. J Pain Symptom Manage 12 : 348-359, 1996

II 痛みのマネジメント ― 薬物療法を中心に

1. はじめに

　2012年，WHOにより『小児の疼痛に対する薬物治療ガイドライン』が発行された．このなかで，鎮痛薬の使用方法として成人で標準的に用いられる3段階戦略にとってかわり「2段階戦略（two-step strategy）」が導入されている．

　3段階戦略では弱オピオイドが2段階目で推奨されていたが，小児の新ガイドラインではこれが省かれており，1段階目の非ステロイド性抗炎症薬（NSAIDs：non-steroidal anti-inflammatory drugs）で十分な効果が得られなければ，2段階目で強オピオイドを少量から開始することが推奨されている．

　古典的な弱オピオイドとして使用されてきたコデインには，少なくない頻度で体質により効果が得られないばかりか，強い副作用を生じる性質があることが明らかになり，同薬はWHOの新たなガイドラインからは削除されている．また，別の新しい弱

「オピオイド」とは？

　麻薬性鎮痛薬やその関連合成鎮痛薬などのモルヒネ様活性を有するアルカロイドおよびペプチドの総称である．オピオイド受容体に結合することによりその作用を発揮し，生体分子に比べその活性度が低い物質を弱オピオイド，生体分子並みのもしくはそれ以上の活性度をもつ物質を強オピオイドという．弱オピオイドは投与量を増やしても効果は変わらず副作用のみが増強してしまう天井効果がある．それに対して強オピオイドでは天井効果はないと考えられており，投与量の上限はなく，投与量を増量することにより鎮痛作用の増強が期待される．通常診療で使用される強オピオイドにはモルヒネ，フェンタニル，オキシコドン，弱オピオイドにはブプレノルフィン，ペンタゾシン，トラマドールがある．

オピオイドであるトラマドールは，成人に対するガイドラインの2段階目で推奨されているが，小児においてはその有効性と安全性が確立していないため推奨薬とはなっていない．少量の強オピオイドで弱オピオイドを置きかえることが可能であるため，小児の新ガイドラインでは，旧ガイドラインにあった弱オピオイドによる2段階目が削除され2段階戦略が導入されることになった．ただし，今後小児におけるトラマドールの有効性が確認されれば，3段階戦略に戻る可能性についてもWHOのガイドライン内で言及されている．

本項では疼痛に対する薬物療法を中心に扱うが，疼痛は身体的要因のほかに，精神的および社会的要因も関係しており，この側面からのアプローチも必要になることを忘れてはならない．

2. 痛みの分類

a 痛みのパターン（持続時間）からの分類（表3-1）

痛みのパターン（持続時間）から以下の2つ「持続痛」「突出痛」に分類することができる．
①持続痛：24時間のうち12時間以上経験される平均的な痛み．
②突出痛：一過性の痛みの増強．発生からピークに至るまでは3分程度と短く，30分から1時間程で消失する痛み．

痛みのパターンにより鎮痛薬での対処方法が異なる．「持続痛」に対しては，鎮痛薬の定期投与の開始もしくは増量を行う．必要な鎮痛薬の1日量をできるだけ早く見つけることが重要である．「突出痛」に対しては，疼痛時頓用薬（レスキュー）を使用する．突出痛が出現するきっかけを把握し事前に鎮痛薬を使用することが効果的である．持続痛と突出痛の両方を伴うことも多く，鎮痛薬を定期投与している場合でも，疼痛時

表3-1 痛みのパターンによる分類

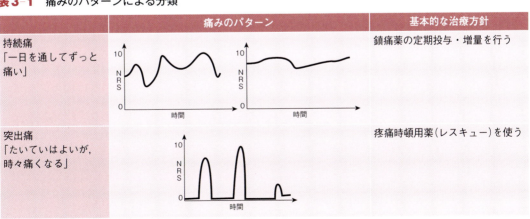

NRS（number rating scale）：痛みを10段階で表したスケール

の頓用（レスキュー）を必ず前もって指示しておく．

ⓑ 痛みの機序からの分類（表3-2）

　多くの痛みは，炎症メディエーターで疼痛物質とよばれるブラジキニンやセロトニンなどによる化学的な刺激として，もしくは外的な物理的刺激として侵害受容器に加わり，電気信号に変換され知覚神経末端から痛覚として中枢に伝導される．感覚神経には，Aα〜δ線維の4種類にC線維を加えた計5種類の神経線維が含まれる．このうち痛覚にかかわるのは，Aδ線維とC線維である．Aδ線維の平均直径は3μmとC線維の0.5μmに比べて太く，Aδ線維の伝達速度もC線維に比べ10倍以上の10 m／秒に達する．例えば，肘をぶつけた際すぐに感じる最初の大きな痛みはAδ線維によって伝導されるものであり，また遅れて感じる持続性の痛みはC線維によるものとされる．Aδ線維を刺激する侵害受容体は主に物理的・機械的刺激による入力を受けているのに対して，C線維は機械的刺激に加えて熱刺激や炎症メディエーターからの化学的刺激など多くの入力を受けている．このうち化学的刺激により持続性の疼痛が生じると考えられている．

　侵害受容器からAδ線維とC線維を介して伝達される疼痛は「侵害受容性疼痛」とよばれる．これに対して「神経障害性疼痛」は，神経の直接的な損傷により生じる侵害

表3-2 痛みの機序による分類

	侵害受容性疼痛		神経障害性疼痛
	体性痛	内臓痛	
障害部位	皮膚，骨，関節，筋肉，結合組織などの体性組織	食道，胃，小腸，大腸などの管腔臓器 肝臓，腎臓などの被膜をもつ固形臓器	末梢神経，脊髄神経，視床，大脳などの痛みの伝達路
痛みを起こす刺激	切る，刺す，叩くなどの機械的刺激	管腔臓器の内圧上昇 臓器被膜の急激な伸展 臓器局所および周辺組織の炎症	神経の圧迫，断裂
例	骨転移局所の痛み 術後早期の創傷痛 筋膜や筋骨格の炎症に伴う筋攣縮	消化管閉塞に伴う腹痛 肝臓腫瘍内出血に伴う上腹部・背部痛 膵臓がんに伴う上腹部・背部痛	がんの腕神経叢浸潤に伴う上肢のしびれ感を伴う痛み 脊椎転移の硬膜外浸潤，脊髄圧迫症候群に伴う背部痛 化学療法後の手・足の痛み
痛みの特徴	局在が明瞭な持続痛 体動に伴って増悪するうずくような痛み	深く絞られるような，押さえられるような痛み 局在が不明瞭	障害神経支配領域のしびれ感を伴う痛み 電気が走るような痛み
随伴症状	頭蓋骨，脊椎転移では病巣から離れた場所に特徴的な関連痛を認める	嘔気・嘔吐，発汗などを伴うことがある 病巣から離れた場所に関連痛を認める	知覚低下，知覚異常，運動障害を伴う
治療における特徴	突出痛に対するレスキュードーズの使用が重要	オピオイドが効きやすい	難治性で鎮痛補助薬が必要となることが多い

〔日本緩和医療学会（編）：がん疼痛の薬物療法に関するガイドライン2010年版．p18，金原出版，2014 より転載〕

表3-3 関連痛

原因臓器	関連痛をきたす部位
心臓	左肩から左腕，下あご
膵臓	左肩から左背部
肝臓・胆道系	右肩
虫垂	上腹部，McBurney点
骨盤内臓器	腰部

受容体を介さない痛みである．侵害受容性疼痛はさらに皮膚や筋骨格などの体性組織からAδ線維とC線維の両方を介した体性痛と，内臓からの主にC線維を介した内臓痛に分けることができる．これらの痛みの特徴を以下に述べる．

①体性痛：皮膚や筋骨格にはAδ線維とC線維が1：2程度の比率で分布している．痛み刺激が加わったあと，速やかに伝導速度の速いAδ線維により鋭い針で刺すような局在の明らかな疼痛が伝わる．その後少し遅れて，伝導速度の遅いC線維により局在が不確かなうずくような鈍い持続性の痛みが伝わる．

②内臓痛：消化管や被膜に包まれた固形臓器にはAδ線維が少なく，C線維との比率は1：10程度とされている．分布する神経線維の総数も少なく，複数の脊髄レベルに分散して入力されるため，痛みは広範囲に感じられその局在ははっきりしにくい．また，同じ脊髄レベルに入力される皮膚からの体性痛と区別をつけることが困難になることが多く，関連痛として病巣とは離れた領域に疼痛が出現する（表3-3）．

③神経障害性疼痛：末梢もしくは中枢神経の直接的損傷によって生じる痛みのことである．この正確な発症メカニズムは非常に複雑で正確には解明されていない．持続的で「灼けるような」「ピリピリする」「電気が走るような」自発痛，および触るだけで激烈な痛みと感じるアロディニア（allodynia）を主症状とする．痛みとは異なる異常感覚を伴うこともある．NSAIDsやオピオイドでは十分な効果が得られないことも多く，抗けいれん薬や抗うつ薬を鎮痛補助薬として併用する場合がある．

3. 痛みの治療

疼痛により日常生活に支障をきたしている場合には鎮痛薬を開始する．突出痛と持続痛に分けて治療を考える．

【疼痛治療の5原則（WHO方式）】

①適切な投与経路から
- 経口，静注，経腸，経皮，のいずれか？

②持続痛に対しては定期投与で対処する
- 頻回な頓用を要するときには定期投与もしくは持続投与にする．

③WHOによる治療戦略（表3-4）に沿い，痛みの強さに応じた薬剤を選択する
- 原則として非オピオイドから開始し，効果不十分の場合にはオピオイドを追加する．

表3-4 WHOによる疼痛の治療戦略

	成人に対する3段階戦略	小児に対する2段階戦略
軽度の疼痛 mild pain	・NSAIDs（アセトアミノフェンもしくはイブプロフェン）の開始 ・鎮痛補助薬は適宜併用	
中等度の疼痛 moderate pain	・弱オピオイド（トラマドール，ブプレノルフィン）の開始 ・弱オピオイドに代えて，少量の強オピオイドを使用することも推奨 ・NSAIDs は可能ならば継続 ・鎮痛補助薬は適宜併用	・強オピオイド（モルヒネ，フェンタニル，オキシコドン）を少量から開始 ・痛みに応じ増量 ・NSAIDs は可能ならば継続 ・鎮痛補助薬は適宜併用
高度の疼痛 severe pain	・強オピオイド（モルヒネ，フェンタニル，オキシコドン） ・痛みに応じ増量 ・NSAIDs は可能ならば継続 ・鎮痛補助薬は適宜併用	

④患者の状態に見合った必要量を投与する
- 痛みの程度により必要とされる鎮痛薬の用量は異なり，また副作用の程度も個人差があることに注意する．

⑤患者の状態に見合った細かい配慮をする
- オピオイドに対して誤解がある場合は，十分な説明を行う．
  （例：麻薬での依存症が起こりやすいという誤解，麻薬を使用することは積極的治療があきらめられたとの誤解）
- オピオイド開始時には嘔気が高率に生じる．嘔気による不快な経験をすると，以降のオピオイドの継続や再導入が困難になる．オピオイド開始時から制吐療法を同時に開始することを考慮する．
- 患者の生活パターンやニーズにより，適切な剤形（散剤，液剤，錠剤，経皮吸収型製剤など）を選択する．
- 外泊や退院の希望も考慮し，継続可能な投与経路や剤形を優先する．
- 定期投与に加え，レスキューについても適切な方法を選択し，患者に十分な説明を行う．

ⓐ 軽度の疼痛に対する投薬—NSAIDsの開始

- 軽度の疼痛に対して，WHOラダー第1段階として，まずNSAIDsを開始する．
- 小児で安全性が確認されている薬剤は，アセトアミノフェンとイブプロフェンの2剤のみである．
- アセトアミノフェンには，成人でも胃粘膜障害や腎障害が少ないというメリットがある．
- WHOラダーの第2段階以降で対処すべき中等度から高度の疼痛に対しても，NSAIDsの抗炎症作用により，オピオイドとの併用で相乗的な鎮痛効果が期待できる．
- 不安などの精神症状は疼痛の閾値を低下させ，痛みの増悪因子となりうる．精神症

表3-5 NSAIDsの特徴

一般名	商品名	用法・用量	上限量*	半減期	T_{max}	特徴
アセトアミノフェン	カロナール パラセタ坐 アセリオ注	5-10 mg/kg/回 (6-8 hr おき) 200-400 mg/回 (6-8 hr おき)	20 mg/kg/回 75 mg/kg/日 1,000 mg/回 4,000 mg/日	2.5 hr	0.5 hr	小児での安全性が最も確立 胃腸障害の副作用がない 抗炎症作用は弱い 静注製剤も使用できるようになった
イブプロフェン	ブルフェン	10 mg/kg/回 (4-6 hr おき) 400-600 mg/回 (4-6 hr おき)	40 mg/kg/日 1,200 mg/日	2 hr	1 hr	アセトアミノフェンとならび小児での安全性の確立した薬剤 鎮痛効果や抗炎症作用はアセトアミノフェンよりも高い
ロキソプロフェン	ロキソニン	60-120 mg/回	180 mg/日	1.2 hr	0.5 hr	小児用量は検討されていない 小児での安全性未確認
メロキシカム	モービック	0.125 mg/kg 分1 7.5-10 mg 分1	0.375 mg/kg 分1-2 15 mg 分1-2	13 hr	7.0 hr	半減期長く，1日1-2回の投与でよい COX-2選択的阻害薬 胃腸障害の副作用が弱い
フルルビプロフェン	ロピオン注	1 mg/kg/回 (8 hr おき) 50 mg/回 (8 hr おき)	5 mg/kg/日 150 mg/日	5.8 hr	0.1 hr	静注製剤あり．小児での安全性未確認．乳化剤の粒径が0.2 mm以上あるため輸液フィルターの使用は不可

* ただし，上限として成人量を超えないこと

状への対処も検討する．

- 神経障害性疼痛に対しては抗てんかん薬や抗うつ薬が，骨転移性疼痛に対してはビスホスホネート製剤や抗RANKL抗体の有用性が成人では示されており，鎮痛補助薬として使用される．小児に関するデータは限られている．

1 薬剤の選択（表3-5）

- 安全性の観点から，アセトアミノフェンを第1選択とすべきである．効果不十分であれば，最大量（20 mg/kg/回 or 1,000 mg/回）までアセトアミノフェンを増量するか，イブプロフェンやロキソプロフェンへの変更を考える．内服回数が少ないほうが望ましい場合は，メロキシカムを分1〜2で投与することも考慮する．
- アセトアミノフェン以外の薬剤を使用する際，頓用ではなく定期投与としているときには特に腎障害の出現・増悪に注意が必要である．
- 化学療法後や造血幹細胞移植後の好中球減少状態では，NSAIDsの解熱作用により熱型の評価が難しくなり感染症に対する治療開始が遅れる懸念がある．好中球減少期にNSAIDsを使用する際には，熱型に細心の注意を払う必要がある．

2 疼痛時に頓用で開始

- 突出痛のみで持続痛がないようであれば，まずは頓用で対処する．

3 定期投与の開始

- 頻回な頓用を要する状態であれば，定期投与に変更し，必要に応じて胃潰瘍の予防策も開始する．

4 レスキューの指示

- 1日投与量の上限を超えない範囲で，1回量をレスキューとして指示する．
- 1日投与量上限に達している場合には，アセトアミノフェンとほかのNSAIDsの併用，オピオイドの導入を検討する．

ⓑ 中等度～高度の疼痛に対する投薬—オピオイドの開始

　WHOによる疼痛の治療戦略では，成人の中等度の疼痛に対しては弱オピオイドもしくは少量の強オピオイドによる治療，また高度の疼痛に対しては強オピオイドによる治療が推奨されている．また，小児に対しては，中等度以上の疼痛に対して弱オピオイドではなく，強オピオイドのみが推奨されている（表3-4）．これは成人で中心的役割を担う弱オピオイド，トラマドールの効果が小児において明らかでないことが大きな要因である．

　小児の疼痛に対するWHOの2段階戦略が発表されてから，弱オピオイドの位置づけは小さいものになってきている．トラマドールのほかに，ブプレノルフィン（レペタン）やペンタゾシン（ソセゴン，ペンタジン）も弱オピオイドであり，わが国では麻薬指定から外れているため，管理の容易さから素早く使用することができる利点がある．処置などに伴う一時的な中等度の疼痛に対して，弱オピオイドに一定の役割は残されているものの，これも少量の強オピオイドによって置きかえ可能である．

　臨床上の利便性や成人での利用も考慮し，以下ではまず弱オピオイドについて触れた後，強オピオイドについて解説する．

(1) 弱オピオイドの投与

- NSAIDsのみで十分な効果が得られない成人の中等度の疼痛に対しては，まず弱オピオイドを追加することが第1選択となる（表3-6）．
- 弱オピオイドはNSAIDsと同様に天井効果があり，最大用量以上で使用しても鎮痛効果は増強されない．
- トラマドール（トラマール）は他のオピオイド*にはない抗うつ薬（SNRI：serotonin and norepinephrine reuptake inhibitor）と同様のセロトニン・ノルアドレナリン再取り込み阻害作用をもつため，神経障害性疼痛に有効とされる．
- 例えば骨髄穿刺は強い疼痛を伴うことで有名な検査処置であるが，ペンタゾシンやブプレノルフィンといった弱オピオイドにて対処可能なことが多く，小児に対する処置時の鎮痛目的でよく使用される．

---

* 2014年にわが国でも発売になった「タペンタドール（タペンタ）」はSNRI様の作用をもつ新たな強オピオイドである．

表3-6 弱オピオイドの薬理作用

一般名	商品名	用法・用量	上限量*	半減期	T_{max}	特徴
ペンタゾシン	ソセゴン注	0.3-0.5 mg/kg/回 (3-4 hr おき)	—	2.5 hr	—	効果持続時間は2-3時間のみ 処置時の鎮痛がよい適応 持続する疼痛に対しては使用すべきでない
	ペンタジン注	15 mg/回 (3-4 hr おき) ゆっくり静注 or 筋注				
ブプレノルフィン	レペタン注/坐	3-6 µg/kg/回 (6-8 hr おき) 0.2-0.4 mg/回 (6-8 hr おき)	—	2.2 hr	—	効果持続時間は6-8時間．小児では排泄が速く，4-6時間程度しか効果持続しないこともある
トラマドール	トラマール	1-2 mg/kg/回 (4-6 hr おき) 50-100 mg/回 (4-6 hr おき)	8 mg/kg/日 400 mg/日	6 hr	2 hr	小児用量は少数例での検討しかない

* ただし，上限として成人量を超えないこと

- ペンタゾシン（ソセゴン）の効果持続時間は2～3時間と短いため，持続痛に対してはほかの薬剤を選択することが望ましい（同薬で維持しようとすると頻回の投与が必要となってしまう）．

(2) 強オピオイドの投与（表3-7, 図3-1, 図3-2, 表3-8～表3-12）

- NSAIDsや弱オピオイドで十分な効果が得られないような中等度～高度の疼痛に対しては，強オピオイドによる治療を開始する．
- 中等度の疼痛に対して，強オピオイドを初回のオピオイドとして投与開始する場合，少量で開始する．標準開始量（表3-9, 表3-10）の下限もしくはその半分が目安となる．
- NSAIDsの抗炎症作用によりオピオイドの鎮痛効果を相乗的に増強することが知られている．NSAIDsは中止せずに使用継続することを考慮する．
- オピオイドの開始時には嘔気を伴うことが多い．一度嘔気が生じると以降のオピオイドの使用が困難になるため，オピオイド開始時に制吐薬の定期投与の開始も考慮する．オピオイドに耐性が生じることにより，嘔気・嘔吐は次第に軽快することが期待されるため，オピオイド開始・増量後1～2週間で制吐薬を減量・中止することを検討する．
- いずれの強オピオイドも天井効果をもたず，投与量に絶対的な上限はない．ただし，次第に耐性が生じ，鎮痛効果が得られにくくなってくることにも注意が必要である．
- 内服剤や貼付剤は使用後すぐに効果が得られるわけではなく，"ラグタイム"とよばれる一定の作用発現時間を要する（表3-7）．患者にはあらかじめこの時間を伝えておく必要がある（「内服後30分経っているのに，この薬は効かない！」ということになってしまう）．
- 鎮痛効果の判定は，最高血中濃度到達時間（T_{max}）で行う．過量投与で問題となる

表3-7 国内で利用可能なオピオイドの薬物動態と特徴

一般名	種別	商品名	剤形（規格）	難治性疼痛適応	作用発現時間	最高血中濃度到達時間	半減期	作用持続時間	標準投与回数	特徴	血中濃度の推移
モルヒネ	即効製剤	モルヒネ塩酸塩	散（原末）錠（10 mg）	○	10分以内	0.5-1時間	2-3時間	3-5時間	6回	モルヒネ徐放製剤使用時の疼痛時レスキューで使用する。モルヒネ開始時や増量時に使用すると、早期に必要量を評価可能	
		オプソ	シロップ（5, 10 mg/包）	×							
	12時間型徐放製剤	MSコンチン	錠（10, 30, 60 mg）	×	1時間	2-4時間	2時間	8-12時間	2回	1日2回投与が基本であるが、12時間経過すると血中濃度は最高値から1/10～1/3程度に低下する。内服前後の疼痛が問題となる場合は分3での投与も評価可。オプソは苦味を生かし、グレープフルーツ味	
		MSツワイスロン	カプセル（10, 30, 60 mg）	×							
		モルペス	細粒（2%：20 mg/g）（6%：60 mg/g）	×			7-8時間			モルペスは甘味料でコーティングされた細粒。経管投与も可	
	24時間型徐放製剤	カディアン	カプセル（20, 30, 60 mg）	×	1時間	6-8時間	9時間	12-24時間	1回	徐放性をさらに大きくし、1日1回投与が可能な製剤	
		ピーガード	錠（20, 30, 60, 120 mg）	×		4-6時間	22時間				
		パシーフ	カプセル（30, 60, 120 mg）	×	15-30分	1時間 8時間（2つのピークあり）	11-13時間	12-24時間	1回	大きな徐放性をもつ細粒に速放性の細粒を混合した製剤。内服後、効果が得られるまでの時間が短くなっている	
	坐剤	アンペック	坐剤（10, 20, 30 mg）	○	20分	1-2時間	4.5時間	6-10時間	4回	内服剤と比較して、坐剤では生物学的利用率が1.5～2倍高いため、その分、減量して使用する必要あり	
	注射剤	モルヒネ塩酸塩	注射（1%）（10 mg/1 mL/A）（50 mg/5 mL/A）	○	—	—	2-3時間	—	—	持続静注開始後、3時間で血中濃度は定常値の50%に、8時間で約84%に、12時間では94%に到達する開始時、1時間分早送りするとさらに早期に定常状態とすることができる	
		モルヒネ塩酸塩	注射（4%）（200 mg/5 mL/A）	×							

表3-7 国内で利用可能なオピオイドの薬物動態と特徴（つづき）

一般名	種別	商品名	剤形（規格）	難治性疼痛適応	作用発現時間	最高血中濃度到達時間	半減期	作用持続時間	標準投与回数	特徴	血中濃度の推移
フェンタニル	即効製剤	イーフェン	頬粘膜吸収型製剤 (50, 100, 200 µg) (400, 600, 800 µg)	×	5分	30-60分	3-4時間	5-6時間	—	頬粘膜/舌下にて非常に速く吸収される。内服では吸収に時間を要し生物学的利用率も低下するレスキューのみ使用可能	
		アブストラル	舌下錠 (100, 200, 400 µg)	×					—	上の2剤より早く薬血収載されたものの、未発売	
		アクレフ	キャンディー錠 (200, 400 µg) (600, 800 µg)		—	—	—	—	—	血中濃度の上昇が遅く、使用が難しい	
	1日型貼付剤	ワンデュロ	経皮吸収型製剤 (0.84, 1.7 mg) (3.4, 5, 6.7 mg)	○	1-2時間	144-216時間（連続使用）	21-23時間	21時間貼付中止時	1回	使用開始24時間後でも75%、120時間後でようやく95%まで到達する	
		フェントス	経皮吸収型製剤 (1, 2, 4, 6, 8 mg)	×	1-2時間	72-120時間（連続使用）		27時間貼付中止時	1回		
	3日型貼付剤	デュロテップMTパッチ	経皮吸収型製剤 (2.1, 4.2, 8.4 mg) (12.6, 16.8 mg)	○	1-2時間	24時間（連続使用）		24時間貼付中止時	1回/3日	1日型のフェンタニル貼付剤に比べ非常に早期に血中濃度を安定させることができる。使用開始24時間後には、血中濃度はほぼ定常状態に到達している	
	注射剤	フェンタニル	注射 (0.1 mg/2 mL/A) (0.25 mg/5 mL/A) (0.5 mg/10 mL/A)	○	—	—	3.7時間	—	—	モルヒネよりも若干半減期が長いため、定常状態までの時間も少し長く要す持続静注開始後、3時間で血中濃度は定常値の40%に、8時間で約75%に、12時間で90%に到達する	
オキシコドン	即効製剤	オキノーム	散剤 (2.5, 5, 10 mg/包)	×	10分強	1.7±1.3時間	4.5-6.0時間	4-6時間	4回	オキシコドンの速効製剤、便中に薬剤が終わった錠剤（抜け殻）が排泄される	
	徐放製剤	オキシコンチン	12時間型徐放錠 (5, 10, 20, 40 mg)	×	12分	2.5±1.4時間	9.2時間	12時間	2回	オキシコドンの速効製剤より半減期が長いため、1日4回投与でよい	
	注射剤	オキファスト	注射 (10 mg/1 mL/A) (50 mg/5 mL/A)	×	—	—	4.1時間	—	—	オキシコドンの注射製剤、半減期はモルヒネより若干長いがほぼ同じである	

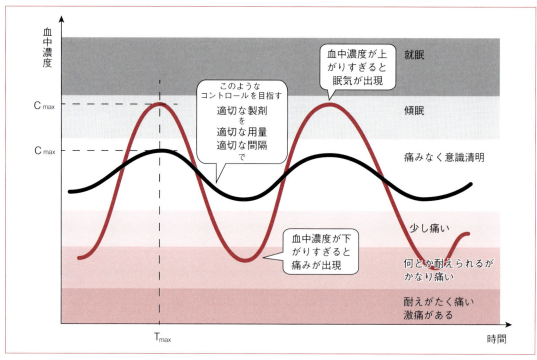

図3-1　オピオイドの血中濃度と作用

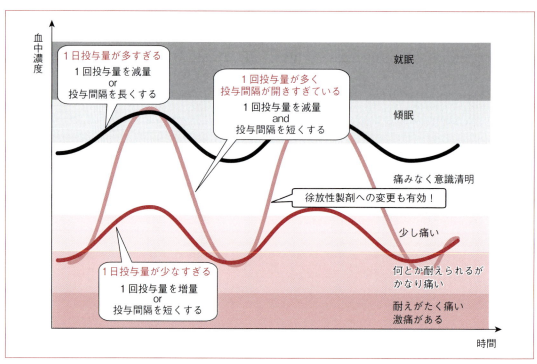

図3-2　オピオイドの血中濃度と投与量の調節方法

表3-8 強オピオイドの薬理作用

	剤形	腎不全時	嘔気	便秘	眠気	特徴
モルヒネ	注射, 経口, 坐剤	原則使用不可	++	++	++	剤形が豊富である. 腎障害がある場合には, 活性代謝産物が蓄積し, 傾眠や呼吸抑制が生じやすい
フェンタニル	注射, 経皮	使用可	+	±	+	他のオピオイドに比較して便秘が少ない
オキシコドン	注射, 経口	使用可	++	++	+	活性代謝産物はほとんど生じないため, 腎不全時でも使用しやすい

表3-9 強オピオイド内服/外用製剤一覧

	即効性	徐放製剤	内服開始量	レスキュー	増量の方法
モルヒネ	オプソ内服液(5mg)	(12時間徐放性)モルペス細粒(2%)	1-1.5mg/kg/日 30mg/日	1日投与量の1/6のオプソ内服液を処方	1日投与量の30-50%ずつ増量 1-3日ごとに
オキシコドン	オキノーム散(2.5mg)	(12時間徐放性)オキシコンチン錠	0.5-1.5mg/kg/日 20mg/日	1日投与量の1/6のオキノーム散を処方	
フェンタニル	イーフェンバッカル錠(50μg)	(72時間徐放性)デュロテップMTパッチ	—	イーフェンバッカル錠を1μg/kg/回で(1/4分割すれば10kgくらいから使用可能) 投与後0.5-1時間で効果判定. 効果不十分ならば, 追加投与により対処 呼吸抑制の出現には注意が必要である	口腔粘膜吸収製剤の定期投与は保険適用外 利用できる錠剤の規格により, 1ステップずつ増量していく

表3-10 強オピオイド注射製剤と投与量

	規格	持続静注開始量	疼痛時頓用(レスキュー)	増量の方法
モルヒネ	10mg/1mL, 50mg/5mL	0.02-0.03mg/kg/hr	1hr分早送り	30-50%ずつ増量
フェンタニル	100μg/2mL, 250μg/5mL	0.5-1μg/kg/hr	呼吸抑制出現なければ, 15-30分あけて連用可能. 頻回の早送りを要する場合には持続量をupする	頻回の早送りを行っている場合には直前の12-24時間に要した早送り量も加味して増加量を決定する
オキシコドン	10mg/1mL, 50mg/5mL	0.01-0.03mg/kg/hr		

傾眠についても，この時間で評価する．T_{max} を経過しても効果が十分に得られていなければ，投与量を増やすことを考える．十分な絶対量がすでに投与されている場合には，鎮痛補助薬の併用やオピオイドローテーションを考慮する．

- モルヒネにはさまざまな内服製剤があるが，1日量が同じ使用方法であれば，同等の血中濃度が得られると考えてよい〔例：オプソ60mg 分6，モルペス60mg 分2，カディアン60mg 分1で同様の血中濃度となり，疼痛コントロールも同様なものが得られる（表3-7）〕．
- 内服後，T_{max} で効果が得られるものの，作用持続時間が期待されるものよりも短い場合，C_{max} が有効域下限から十分に上昇していない可能性が高い．1回投与量

表3-11 オピオイドの力価換算表

経路	一般名	商品名（規格単位）	力価（mg／日）〔※デュロテップMTパッチはmg／3日を表示〕				
注射	モルヒネ	モルヒネ注（10 mg/A，200 mg/A）	10	15	30	60	120
	フェンタニル	フェンタニル注（0.1 mg/A，0.25 mg/A）	0.2	0.3	0.6	1.2	2.4
	オキシコドン	オキファスト注（10 mg/A，50 mg/A）	10	15	30	60	120
経口	モルヒネ	オプソ内服液（5 mg/2.5 mL/包，10 mg/5 mL/包） モルペス細粒（2％：10 mg/0.5 g/包，6％：60 mg/0.5 g/包）	20	30	60	120	240
	オキシコドン	オキノーム散（0.5％：2.5 mg/0.5 g/包，5 mg/g/包，1％：10 mg/g/包，2％：20 mg/g/包） オキシコンチン錠（5 mg/錠）		20	40	80	160
	タペンタドール	タペンタ錠（25 mg/錠，50 mg/錠，100 mg/錠）		100	200	400	
坐剤・経皮	モルヒネ坐剤	アンペック坐剤（10 mg/個，20 mg/個，30 mg/個）		10	20	40	80
	フェンタニル経皮	デュロテップMTパッチ（2.1 mg/枚，4.2 mg/枚，8.4 mg/枚，12.6 mg/枚，16.8 mg/枚）		2.1/3日	4.2/3日	8.4/3日	16.8/3日
		ワンデュロパッチ（0.84 mg/枚，1.7 mg/枚，3.4 mg/枚，5 mg/枚，6.7 mg/枚）		0.84	1.7	3.4	6.7
		フェントステープ（1 mg/枚，2 mg/枚，4 mg/枚，6 mg/枚，8 mg/枚）		1	2	4	8
弱オピオイド	ブプレノルフィン注/坐剤	レペタン注（0.2 mg/mL/A，0.3 mg/1.5 mL/A） レペタン坐剤（0.2 mg/個，0.4 mg/個）	0.4	0.6	1.2		
	ペンタゾシン注	ソセゴン注（15 mg/mL/A，30 mg/mL/A）	60	90			
	トラマドール経口	トラマールOD錠・カプセル（25 mg/錠・カプセル，50 mg/錠・カプセル）	200	300			

を増量するか，1回投与量はそのままで投与間隔を短くし，1日投与量を増量する．傾眠傾向が強い場合には，1回投与量の減量や投与間隔を空けることを考える（図3-2）．
- 内服後の眠気が強く表れているのに，内服前には痛くなっている場合には，1回投与量を減量したうえで，投与間隔を短縮する必要がある．1日投与量はそのままで，より緩やかに効果が得られる徐放製剤に変更することも有効である．
- 重度の呼吸抑制が出現した場合，拮抗作用を有するナロキソンにより治療が可能である．

> **ポイント　ナロキソン投与量**
> - まず2 μg/kgを静注し効果をみながら20 μg/kgまで追加投与．作用時間は40分．効果が得られた量を1時間量として持続投与することも可．

表3-12 強オピオイドの疼痛時頓用（レスキュー）での投与量の目安

経路	（一般名）商品名	投与単位	投与量								
定期薬	モルヒネ経口	(mg/日)		20	30	40	60	90	120	180	240
	オキシコドン経口	(mg/日)	10	15	20	30	40	60	80	120	180
	（フェンタニル経皮）デュロテップMTパッチ	(mg/3日)				2.1		4.2	6.3*	8.4	12.6	16.8
疼痛時頓用指示（レスキュー）	（モルヒネ即効製剤）オプソ内服液	(mg/回)			5		10		15	20	30	40
	（モルヒネ坐剤）アンペック坐剤	(mg/回)					5		10	10	20	20
	（オキシコドン即効製剤）オキノーム散	(mg/回)		2.5		5		10	15	20	30
	（フェンタニル口腔粘膜吸収製剤）イーフェンバッカル錠 アブストラル舌下錠		定期薬の投与量にかかわらず，一定量（イーフェンは50もしくは100 μg，アブストラルは100 μg）で使用開始する．効果不十分であれば，段階的に用量を上げ，必要量を見つける．使用方法上の制約から錠剤を粉砕して使用することは困難であるが，1/4分割は可能である．小児では1~2 μg/kgの範囲に収まる用量で，1/4分割錠や1/2分割錠により開始する．吸湿性があるため，残薬の再投与は不可である 小児では開始時や増量時には呼吸抑制の出現に注意を要する									
注射	モルヒネ フェンタニル （オキシコドン）オキファスト注		持続投与量の1時間分を早送りで投与 早送り後，ルート内の薬液が体内に入りきるために必要な時間が経過した後にも，疼痛が持続しており，かつ呼吸抑制や傾眠が問題となっていなければ，早送りの連用も可能									

* 6.3 mg＝2.1 mg＋4.2 mgで貼付

1 薬剤の選択

- 腎障害を合併している場合，原則としてモルヒネ以外の薬剤を選択する．
- フェンタニルはモルヒネやオキシコドンと比較して，便秘や嘔気，眠気の副作用が少ないとされる．特に便秘の頻度が少ない．眠気が少ないことにより，過量投与の場合に軽度の傾眠傾向からすぐに呼吸抑制が出現することがあるため，注意が必要である．
- フェンタニルは次第に鎮痛効果に耐性が生じ，大量に投与しても十分な効果が得られないことがある．
- 抗癌剤投与後や造血幹細胞移植後の消化管 GVHD（graft-versus-host disease：移植片対宿主病）などによる下痢がある場合，モルヒネやオキシコドンの便秘の作用が症状緩和に働く．
- 注射剤以外を使用する場合には，適切な剤形を考慮し選択する（表3-7）．
- 坐剤は内服剤に比べ，生物学的利用率が高い．坐剤は1日量として内服の1/3~2/3に減量しなければならない（表3-7，表3-11）．
- 問題なく内服可能な場合には，即効製剤の内服により強オピオイドを導入すると，1日の内服回数は多いものの，素早く1日必要量を評価することができる．日中は即効製剤を4時間おきに3回使用し，眠前には12時間持続製剤を1回使用

し，夜間の睡眠時間を確保することも可能である（例：8時，12時，16時にオプソ 10 mg/回を計3回，20時にモルペス 30 mg を1回内服し，オプソ1回量を増量しながら，日中に必要量を評価する）．

2 定期投与の開始

- 注射剤の場合は持続静注で投与する．内服の場合は徐放製剤で維持投与とする．
- 投与開始量は**表3-9**，**表3-10**を参考にして決定する．初期量で開始後も，効果不十分である場合，まずは2倍に増量することが可能である．
- フェンタニルは貼付剤も選択可能だが，血中濃度を細かく調整することは困難であり，すでにオピオイドの必要量が判明している状態でのみ使用する．疼痛の強さが大きく変化している不安定な状態では，ほかのオピオイドを選択する．1日型の貼付製剤は血中濃度が十分に上昇し安定するまで4～5日を要するため，使いかたが特に難しい製剤である．これに対して3日型の貼付剤は24時間程度で治療域まで上昇するため，1日必要量が判明していれば，比較的使用しやすい．1日型，3日型いずれも貼付中止後，血中濃度が半減するまでに20時間程度を要する．
- デュロテップMTパッチの薬剤添付文書に記載される用量換算表は安全性を重視したものとなっており，そこに記載される"経口モルヒネ 90 mg/日＝デュロテップMTパッチ 4.2 mg"では不十分なことが多く，経口モルヒネ 60 mg/日＝デュロテップMTパッチ 4.2 mg 程度を要することが多い．
- NSAIDsの併用も鎮痛効果の増強に有効である．

3 疼痛時頓用薬（レスキュー）の指示

- 注射剤の場合は1時間分早送りを（1日総投与量の5～10％が突出痛への対応で必要とされることが多い），内服の場合は1日投与量の1/6～1/4量の速効製剤を投与する．
- 反復間隔：T_{max} までは必ず経過観察する．T_{max} を過ぎれば血中濃度は低下していくので，再度のレスキューが使用可能である．即効製剤であれば1時間以上，持続静注薬の早送りであれば15分以上の間隔をあける．輸液の流量が低い場合にはさらに長時間を要することもあるため，ルート内容量と流量を勘案して，最低限必要な早送り間隔を決定する．繰り返してレスキューを使用する場合，傾眠や呼吸抑制の出現に注意が必要である．
- 頓用で使用できるフェンタニルの速効性製剤である"イーフェンバッカル錠"および"アブストラル舌下錠"が2013年に上市された．いずれも口腔粘膜吸収製剤で，ラグタイムが非常に短い．イーフェンは上顎臼歯の歯茎と頬の間で，アブストラルは舌下で溶解させる．イーフェン，アブストラルの生物学的利用率はそれぞれ65％，50％である．内服した場合はいずれでも1/3程度に低下し，また T_{max} も延長するため効果は減弱する．

- フェンタニル口腔粘膜吸収製剤の効果発現はモルヒネ即効製剤に比較して早く，モルヒネを定期投与している場合でも，レスキューとして使用することを考慮してもよい．
- フェンタニル口腔粘膜吸収製剤は強オピオイドの定期投与量によらず，一定量でレスキューを行う．その効果をみながら，1回投与量を増量していく．

4 オピオイドの副作用とその対策

- 強オピオイド開始時に高率で嘔気が問題となるため，原則として，予防的に制吐薬の定期投与を行う．オピオイド投与に伴う嘔気は次第に耐性が生じ，1週間程度で軽快することが多い．制吐薬の予防投与は2週間程度で減量中止を考える．
- 嘔気と同様に，オピオイド開始・増量時に眠気が出現するが，通常は数日程度で耐性が生じる．
- モルヒネのヒスタミン遊離作用により瘙痒感が生じるが，数日中に耐性が現れ症状も軽快する．オキシコドンのヒスタミン遊離作用は弱く，フェンタニルにはその作用はない．
- 便秘については耐性は生じないとされる．化学療法後などで，下痢が問題となっている場合を除き，緩下薬の予防投与も考慮する．
- モルヒネでは排尿困難，尿閉を伴うことがあるが，これも数日で耐性が生じる．男性で多い．オキシコドンやフェンタニルでは少ない．

5 オピオイドローテーション

- オピオイドでも薬剤により副作用の程度は異なる．オピオイドによる副作用が強く，投与継続や増量が困難な場合には，別のオピオイドへの変更を検討する．
- 長期間の強オピオイドの投与により鎮痛効果にも耐性が生じる．薬剤間の交差耐性は不完全であるため，異なる強オピオイドに変更することにより，鎮痛効果を回復させることができる．
- 高用量の薬剤を他剤に変更する際には，数回に分けて切り替えていく．鎮痛効果の回復とともに呼吸抑制や傾眠などの副作用の増強に注意が必要である．
- 定期的なオピオイドローテーションの有用性は明らかではなく，推奨されていない．

6 オピオイド減量に関する注意点

①減量のスピード：開始から2週間以内の場合は，8時間につき10〜20%の減量が可能である．それより長期間にわたりオピオイドを使用していた場合，より緩やかなペースでの減量が必要である．初期投与量（表3-9, 表3-10）の1/3〜1/2まで減量できれば，次のステップで中止することを考える．ただし長期間に投与が及んでいた場合には，さらに少量まで減量を進め中止するほうが安全である．

②離脱症候群（withdrawal syndrome）：オピオイドの急速な減量や中止により出現する神経学的な症状である．イライラ，不安，不眠，興奮，筋緊張の亢進，振戦，消化器症状（嘔気・嘔吐，下痢，食欲不振）を特徴とする．小児ではこれらの症状に加え，多呼吸，頻脈，高血圧，体温上昇，多汗といった交感神経亢進症状を伴うことがある．

7 オピオイド過量投与時の対応

オピオイドを過量投与した場合，呼吸抑制が最も問題となり，針先瞳孔（pinpoint pupils）とよばれる両眼の著しい縮瞳を伴うことが特徴である．昏睡の原因ともなる．オピオイドの拮抗薬であるナロキソン（naloxone）により対処することが可能である．

> **ポイント　ナロキソンの投与方法**
> - 注射剤 0.2 mg / 1 mL / A が利用可能．生理食塩液にて計 20 mL に希釈し，10 µg / mL とすると使用しやすい．
> - 2 µg / kg をまず静注．自発呼吸が確立し，酸素化の安定が得られるまで，3 分ごとに 1 µg / kg の静注を繰り返す．
> - ナロキソンの効果減弱（半減期は 1 時間，作用持続時間は 40 分程度）により，呼吸抑制の再発が問題となる場合は持続投与を考慮する．効果を得るために必要とした量を 1 時間かけて持続静注する．5-20 µg / kg / hr 程度の量を要することが多い．
> - オピオイドに対して急速な拮抗作用を得ることになるため，疼痛の増悪や離脱症候群（withdrawal syndrome）の出現に十分注意する必要がある．

C 難治性疼痛に対する鎮痛補助薬

NSAIDsやオピオイドを十分量で投与しても満足な鎮痛効果が得られない場合，さらなる鎮痛薬の増量で対処するよりも鎮痛補助薬を加えるほうが効果的な場合がある．神経障害性疼痛や骨転移に伴う疼痛は，鎮痛補助薬が有効とされる代表的なオピオイド抵抗性の疼痛である．

現在多くの鎮痛補助薬が使用されているが，成人でも質の高い臨床試験は少なく，その効果や適切な使用方法が確立しているわけではない．小児では臨床試験そのものがされていないことがほとんどである．小児に対する鎮痛補助薬の効果や安全性が未確認であることをふまえ，本人や両親への十分な説明のもと，必要性が高い場合に使用を限るべきである．成人のがんに比べ小児のがんでは原病に対する治療の奏効率が高く長期寛解・長期生存が期待される症例では，特に慎重な姿勢が求められる．

①骨転移に伴う疼痛：成人例ではビスホスホネート製剤や抗RANKLモノクローナル抗体（ランマーク）が有効とされる．放射線照射も考慮される．
②神経障害性疼痛：プレガバリン（リリカ）やトラマドール（トラマール），カルバマゼピン（テグレトール）が有効である．そのほか，保険適用がないものの，バルプロ

酸(デパケン),クロナゼパム(リボトリール),ガバペンチン(ガバペン),デュロキセチン(サインバルタ)が有効とされている.

(近藤 統,藤川郁世,岸田美和)

文献

1) Taketomo C, et al : Pediatric Dosage Handbook, 17th ed. Lexi-Comp, Washington, D.C., 2010
2) Regnard C, et al : A Guide to Symptom Relief in Palliative Care, 5th ed. Radcliffe Publishing, Oxford, 2003
3) Jassal S : Basic Symptom Control in Paediatric Palliative Care, 8th ed. ACJ, Bristol, U.K., 2011
4) World Health Organisation : Essential Medicines List for Children (EMLc) ; Palliative Care CONSULTATION DOCUMENT, 2008
   http://www.who.int/selection_medicines/committees/subcommittee/2/palliative.pdf
5) WHO : WHO Guidelines on the Pharmacological Treatment of Persisting Pain in Children with Medical Illnesses. WHO Press, Switzerland, 2012
6) WHO(著),武田文和(翻訳):がんの痛みからの解放―WHO方式がん疼痛治療法,第2版.金原出版,1996
7) Wilcock A : Symptom Management in Advanced Cancer, 3rd ed. Radcliffe Medical Press, Oxford, 2001
8) 後明郁男,他(編):1ランクアップをめざす!がん疼痛治療.南山堂,2013
9) 日本緩和医療学会緩和医療ガイドライン作成委員会(編):がん患者の消化器症状の緩和に関するガイドライン 2011年版.金原出版,2011
10) 日本医師会(監):がん緩和ケアガイドブック.青海社,2010
11) 日本緩和医療学会緩和医療ガイドライン作成委員会(編):がん疼痛の薬物療法に関するガイドライン 2010年版.金原出版,2010
12) 樋口比登実(編):難治性疼痛の薬物療法.南山堂,2010

第4章

疼痛以外の身体症状の緩和

　世界保健機関（WHO：World Health Organization）は国際ホスピス緩和ケア協会（IAHPC：International Association for Hospice & Palliative Care）とともに緩和ケア領域での必須薬のリストを作成し2006年に公開している．緩和ケアの現場で多くみられる症状を特定したうえで，これらの症状を緩和するために使用される薬剤について，その有効性と安全性から有用性の高い33の薬剤が記載されている．また"Model List of Essential Medicines for Children（EMLc）"は小児患者を対象としWHOにより作成されたものである．このなかで示される症状（表4-1）に，化学療法後に問題となる下痢を加え，原因や薬剤選択の指針を中心に本章で解説していく．なお疼痛については第3章「疼痛緩和」のなかで，精神症状については第5章「精神症状の緩和」のなかで取り上げているのでそちらを参照されたい．また，嘔気・嘔吐や精神症状に対して使用される薬剤により，錐体外路症状などの薬物誘発性運動障害が副作用として問題になることがあるが，これについても第5章のなかで解説する．

I　嘔気・嘔吐（nausea and vomiting）

1．定義

　"嘔気"とは嘔吐に至りそうな不快な感覚を指し，"嘔吐"とは胃内容物が口から吐出してしまう現象を指す．それら両方を同時に認めることが多いが，片方のみのこともあり，それぞれ別の症候としてとらえることができる．

表4-1　小児緩和ケアにて対処の必要が高い症状

①疼痛（pain）	⑥うつ状態（depression）
②嘔気・嘔吐（nausea and vomiting）	⑦倦怠感・虚弱（fatigue and weakness）
③便秘（constipation）	⑧食欲不振・体重減少（anorexia and weight loss）
④不安（anxiety）	⑨気管分泌物過多（excess respiratory tract secretions）
⑤せん妄と興奮状態（delirium and agitation）	⑩呼吸困難・息切れ（dyspnea・breathlessness）

2. 原因

　嘔吐中枢（VC：vomiting center）への直接の刺激により，もしくは，CTZ（chemical trigger zone）や大脳皮質，消化管，前庭器からの刺激がVCに伝わることにより嘔吐が生じると考えられている．有効な制吐薬を選択するためには，この経路（図4-1）のなかでどのような神経伝達物質が嘔吐に関与しているかを理解することが必要になる．

ⓐ 嘔吐中枢（VC）とは？

　嘔吐中枢は延髄に位置しており，4か所（CTZ，大脳皮質，消化管，前庭器）からの刺激を受け一連の嘔吐運動を引き起こす．

　ドパミン D_2 受容体，ムスカリン性アセチルコリン mAch 受容体，ヒスタミン H_1 受容体，セロトニン $5HT_3$ 受容体／$5HT_2$ 受容体，ニューロキニン NK_1 受容体により神経伝達を受ける．

ⓑ 上位中枢（大脳皮質）からの嘔吐

　精神的・感情的要因による嘔吐は，大脳皮質から嘔吐中枢への刺激によるものである．抗癌剤の投与を想像することにより，実際に薬物が体内に投与されていないにもかかわらず嘔吐をきたす現象（予期性嘔吐）は，典型的な大脳皮質からくる刺激による嘔吐である．このほか，強い緊張や恐怖，不安による嘔吐も大脳皮質からのものである．関与する神経伝達物質ははっきりとしていないが，VCの D_2 受容体や mAch 受容体，H_1 受容体が刺激の受容に関与していると考えられている．大脳皮質の活動を抑制するベンゾジアゼピン系抗不安薬は嘔吐の起点を抑える目的で使用される．また，VCへの刺激伝達を阻止し作用する薬剤として，中枢性 D_2 受容体拮抗薬や抗ヒスタミン薬が使用される．

ⓒ CTZ（chemical trigger zone）からの嘔吐

　CTZには適当な日本語がなく，そのまま略語で使用されることが多い（あえて訳をつけると"化学受容器引金帯"とされていることが多い）．第四脳室底最後野（AP：area postrema）に位置していることから，欧米ではAPとの略称がCTZと同義で使用されることも多い．脳のほかの部位とは異なり血液脳関門をもたないため，血液中のさまざまな物質による直接の刺激を受け嘔吐を誘導する．その他消化管から求心性迷走神経による直接の入力も受けており，$5HT_3$ 受容体や NK_1 受容体が関与している．CTZからの刺激はVCにある D_2 受容体や mAch 受容体，$5HT_3$ 受容体を介して信号が伝達される．

　抗癌剤による嘔吐症に対しては，$5HT_3$ 受容体拮抗薬や NK_1 受容体拮抗薬がCTZやVCへの刺激を抑制するために使用される．それ以外の毒物や薬物などでの嘔吐症に対しては，保険適用上の問題から $5HT_3$ 受容体拮抗薬や NK_1 受容体拮抗薬を使用する

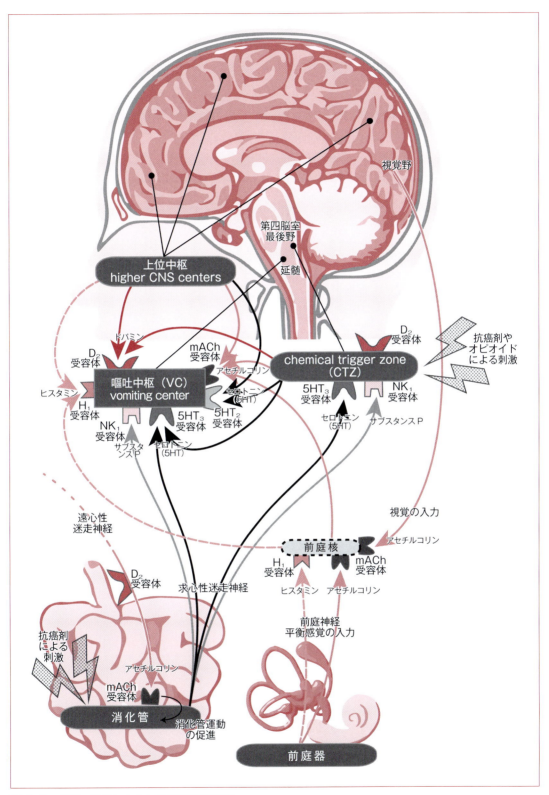

図4-1 嘔気・嘔吐にかかわる神経伝達経路

I. 嘔気・嘔吐

ことができないため，中枢性D_2受容体拮抗薬や抗ヒスタミン薬が選択されている．

d 前庭器からの嘔吐

平衡感覚をつかさどる前庭器（蝸牛と三半規管）からの刺激は，内耳神経を介して前庭神経核のH_1受容体およびmACh受容体に伝達される．視覚に関する情報もmACh受容体を介して前庭神経核で統合される．前庭神経核からはヒスタミン作動性神経やアセチルコリン作動性神経を経由し，VCのH_1受容体やmACh受容体に刺激が入力される．めまいや乗り物酔いによる嘔吐はこの経路によるとされる．

治療には抗ヒスタミン薬や抗コリン薬が選択される．乗り物酔い（motion sickness）に対する市販薬はこれらの成分を含んでいる．

e 消化管からの嘔吐

消化管粘膜のEC細胞（enterochromaffin cell）は，抗癌剤や消化管内圧の上昇などの刺激によりセロトニン（5HT）やサブスタンスP（SP）を放出する．これらはセロトニン$5HT_4$受容体やNK_1受容体に結合し，消化管に分布する求心性迷走神経を介してVCやCTZに直接信号が伝達される．迷走神経末端からも5HTやSPが神経伝達物質として放出され，VCやCTZの$5HT_3$受容体やNK_1受容体が刺激され嘔吐をもたらす．

また，5HTには遠心性迷走神経に存在する$5HT_4$受容体を介した消化管運動の亢進作用がある．この遠心性迷走神経の末梢にはD_2受容体があり，この受容体が刺激されると同神経末端でのアセチルコリン（ACh）の分泌を減少させる方向，つまり迷走神経（副交感神経）の活動を弱める方向に働き消化管運動が抑制されることがわかっている．メトクロプラミド（プリンペラン）は遠心性迷走神経の末梢性D_2受容体を抑制する作用と$5HT_4$受容体を刺激する作用をもち，その両方により消化管運動を促進する方向に働く．中枢性D_2受容体を拮抗し，直接VCやCTZを抑制する作用ももつが，その作用はプロクロルペラジン（ノバミン）やハロペリドール（セレネース），リスペリドン（リスパダール）など，ほかの中枢性D_2受容体拮抗薬に比べ弱い．ドンペリドン（ナウゼリン）はメトクロプラミドに比較して，ほとんど中枢移行がないため，嘔吐中枢を抑制することによる中枢性の制吐作用はないが，錐体外路症状などの中枢性の副作用も少なく安全性は高いと考えられている．モサプリド（ガスモチン）は$5HT_4$受容体選択性の高い作動薬であり，消化管運動促進の目的で使用される．

3. マネジメント

a 嘔気・嘔吐の原因のスクリーニング

嘔気・嘔吐の原因がはっきりしない場合は，まずそのスクリーニングを行う．以下に代表的な原因をあげる．

化学療法，放射線照射，薬剤性（オピオイドなど），電解質異常，脳圧亢進，腹水貯留，便秘，消化管閉塞，など．

ⓑ 可能であれば原因への対処

脳圧降下療法，絶食や経鼻胃管による消化管の減圧，外科手術，腹水の減量（ドレナージや利尿薬），など．

ⓒ 薬物療法

小児の嘔吐症に対する薬物療法のエビデンスは，術後嘔吐症や抗癌剤に伴う嘔吐症に関するもののみである．多くの場合，成人に対する報告に基づき，小児に対する薬物療法も行われているが，まずは小児での使用経験が豊富な薬剤を選択する．

4. 看護ケア

嘔気・嘔吐には，疾患そのものや治療による副作用，心理的な影響などさまざまな要因が影響している．まずは，嘔気・嘔吐に関連する要因を理解したうえで，子どもの症状の観察を行いその原因をアセスメントする．予防的ケアや早期対応が重要である．

子どもの理解や状態に合わせて，病状や治療内容，予防方法や対処方法について，子どもに説明する．

同時に，環境調整，薬物療法，食事の工夫，気分転換，心理状態の把握と援助を行う．

> **ポイント**
> - 環境調整：嘔吐を誘発する因子を速やかに除去する．
> - 食事の工夫：本人の嗜好にも合わせ，消化に負担が大きくないものを，少しずつ摂取してもらう．
> - 低栄養に対しては，本人の状況に合わせて栄養経路（経口，経管，もしくは経静脈）や栄養補助食品の使用について検討する．栄養サポートチーム（NST：nutrition support team）にも必要に応じてコンサルトする．
> - 気分転換：遊びを通して嘔気・嘔吐以外に意識を向ける．
> - 言葉遣いや声かけに配慮し，子どもに我慢しなくてよいことを理解してもらう．
> - 嘔吐後は口腔内の清潔を保持し，感染を防ぐ．

5. 薬剤選択の指針

がん化学療法による嘔吐症の場合は，5HT$_3$受容体拮抗薬〔グラニセトロン（カイトリル），オンダンセトロン（ゾフラン）など〕やNK$_1$受容体拮抗薬〔アプレピタント（イメンド）もしくはホスアプレピタント（プロイメンド）〕を，薬物や毒物などの化学物

質に起因する場合は，中枢性D_2受容体拮抗薬〔プロクロルペラジン（ノバミン）やハロペリドール（セレネース），もしくは，小児では投与経験の多さから中枢性D_2受容体拮抗作用は弱いがメトクロプラミド（プリンペラン）〕を，消化管運動の低下が原因の場合は，メトクロプラミドやドンペリドン（ナウゼリン）を，体動で増悪する前庭器が原因の場合には，抗ヒスタミン薬や抗コリン薬を選択する．予期性嘔吐症や恐怖，不安などの精神活動に起因する場合は，ベンゾジアゼピン系薬剤や抗ヒスタミン薬の投与を考慮する．

難治性嘔吐症の場合は異なる作用機序の薬剤を併用することを考慮する．ただし錐体外路症状のリスクが高くなるため，中枢性D_2受容体拮抗作用をもつ薬剤は2剤以上併用するべきではない．

ａ 第1選択薬

1 抗癌剤投与によるもの

- 抗癌剤投与から24時間以内に発現する「急性悪心・嘔吐」に対しては5HT_3受容体拮抗薬が有効である．嘔気・嘔吐のリスクの高い抗癌剤を使用する際には予防的に投与することも必要である．
- 第2世代の5HT_3受容体拮抗薬，パロノセトロン（アロキシ注）は，受容体に対する親和性を高め，半減期を長くすることにより効果を高めた製剤である．実際に成人では，グラニセトロンに比べ高い効果が得られることが示されている．小児例でも有効であったとする報告もある．
- 抗癌剤投与から24時間以降に発現する「遅発性悪心・嘔吐」に対しては，5HT_3受容体拮抗薬の効果は限定的である．しかし，サブスタンスPの受容体であるNK_1受容体の拮抗薬，アプレピタント（イメンドカプセル）およびホスアプレピタント（プロイメンド注）は5HT_3受容体拮抗薬と併用することにより，急性悪心・嘔吐のみならず，遅発性のものに対しても有効性を示す．
- 5HT_3受容体拮抗薬およびNK_1受容体拮抗薬で十分に制吐効果が得られない場合は，中枢性D_2受容体拮抗作用をもつメトクロプラミドやプロクロルペラジン（ノバミン），またヒドロキシジン（アタラックスP）やプロメタジン（ヒベルナ）などの抗ヒスタミン薬を併用する．
- デキサメタゾン（デカドロン）を5HT_3受容体拮抗薬に併用することにより，制吐作用は増強される．デキサメタゾンは10 mg/m^2/日 分1-2で使用されることが多い．しかし，白血病患者に対してはデキサメタゾン使用により真菌症のリスクが上昇することが明らかになっており，すべての症例で積極的にデキサメタゾンを使用すべきではない．

表 4-2 制吐薬の各種受容体への作用のまとめ

分類	一般名	商品名	剤形	特徴	抗D₂R	抗H₁R	抗mAChR	抗5HT₃R	抗5HT₂R	5HT₄R作動
D₂受容体拮抗薬	メトクロプラミド†	プリンペラン	内服/注射	末梢性D₂受容体拮抗作用および5HT₄受容体作動による制吐作用により、消化管運動促進作用あり。中枢性D₂受容体拮抗作用はそれほど強くない	○*	-	-	-	-	○
	ドンペリドン†	ナウゼリン	内服/注射/坐剤	血液脳関門の通過性が低く、錐体外路症状が出にくい。VCやCTZでの中枢性D₂受容体拮抗作用により神経末端でアセチルコリンを放出させることにより、消化管運動を促進する	○**	-	-	-	-	-
	ハロペリドール†	セレネース	内服/注射	中枢性D₂受容体拮抗作用、中枢性α₁遮断作用は強くはないが、軽度の鎮静効果あり	◎	-	-	-	-	-
	プロクロルペラジン†	ノバミン	内服/注射	オピオイドはCTZを刺激し嘔気・嘔吐の原因となる。プリンペランよりも中枢性D₂受容体拮抗作用を強くもつため、オピオイドによる嘔気に対する第1選択薬での使用が多い	○	△	△	-	△	-
複数受容体の拮抗薬	リスペリドン†	リスパダール	内服	中枢性D₂受容体遮断に5HT₃遮断を併せもち、錐体外路症状のリスクの低い非定型抗精神病薬	◎	△	-	○	◎	-
	オランザピン†	ジプレキサ	内服/注射	5HT₃拮抗作用もあり制吐作用は強いと考えられている。高価（2,067円/V）であるが注射製剤も利用可能	◎	△	△	○	◎	-
	クロルプロマジン	コントミン	内服/注射	リスペリドンと同様の非定型抗精神病薬。中枢性α₁遮断作用による鎮静効果が強い。低力価の薬剤。定型抗精神病薬	◎	△	△	-	○	-
	レボメプロマジン†	ヒルナミン	内服/注射	ノバミンと似たスペクトラムをもつ。いずれの作用も強い。定型抗精神病薬	◎	○	△	△	○	-
抗ヒスタミン薬	ヒドロキシジン†	アタラックス	内服/注射	抗ヒスタミン薬はVCおよび前庭器のH₁受容体を遮断し制吐作用を発揮する。新生児を含む小児での禁忌なし	-	◎	○	-	-	-
	クロルフェニラミン†	ポララミン	内服/注射	アタラックスと同様の作用をもつが、低出生体重児や新生児には禁忌（けいれんを誘発するリスクあり）	-	◎	○	-	-	-
	プロメタジン	ヒベルナ	内服/注射	ほかの抗ヒスタミン薬に比べ、抗コリン作用が強い（アタラックスの約1.5倍）。制吐作用も強い。振戦麻痺（パーキンソニズム）に対する保険適応あり	△	◎	◎	-	-	-
その他	グラニセトロン†	カイトリル	内服/注射	5HT₃受容体選択的拮抗薬。抗癌剤投与によるアゴニストであるVCおよびCTZへの刺激を遮断することにより制吐作用をもつ	-	-	-	◎	-	-
	モサプリド	ガスモチン	内服	消化管に存在する5HT₄受容体を刺激し、消化管運動を促進する作用をもつ	-	-	-	-	-	◎
	ブチルスコポラミン†	ブスコパン	内服/注射	副交感神経の遮断により、消化管運動を抑制する。過剰な消化管機能の亢進による消化器症状の緩和に用いられる	-	-	◎****	-	-	-
	アプレピタント / ホスアプレピタント†	イメンド / プロイメンド	内服/注射	サブスタンスPの受容体であるNK₁受容体の拮抗薬。カイトリルと同様、抗癌剤投与による消化管からの求心性迷走神経のVCおよびCTZへの刺激を遮断することにより遅発性嘔吐に有効	-	-	-	-	-	-

D₂R：ドパミンD₂受容体，H₁R：ヒスタミンH₁受容体，mAChR：ムスカリン性アセチルコリン受容体，5HT₃R：セロトニン5HT₃受容体，5HT₂R：セロトニン5HT₂受容体，5HT₄R：セロトニン5HT₄受容体

* 末梢性D₂拮抗作用を併せもつ。** 末梢性D₂拮抗作用は強いが中枢性拮抗作用は弱い。*** 中枢神経への移行がほとんどなく末梢での抗コリン作用のみ

† 日本緩和医療学会「がん患者の消化器症状の緩和に関するガイドライン2011年版」での推奨薬

2 放射線照射によるもの

- 頭部への放射線照射により，脳の炎症や浮腫に起因する嘔気・嘔吐が生じる．脳圧降下療法や中枢で作用する制吐薬を選択する．
- 消化管が照射野に含まれる場合，炎症や浮腫による消化管の機能障害に起因する嘔気・嘔吐が生じる．消化で負担が大きい食事は避け，消化管運動促進作用をもつメトクロプラミド（プリンペラン）やドンペリドン（ナウゼリン）を制吐薬として選択する．これで効果が不十分な場合には，中枢性D_2受容体拮抗作用の強い薬剤に変更する．内服可能であれば，モサプリド（ガスモチン）の併用も考慮する．

3 消化管運動の低下によるもの

- 消化管運動促進作用をもつメトクロプラミドやドンペリドンを選択する．
- 内服可能であれば，モサプリドも考慮する．

4 消化管閉塞によるもの

- メトクロプラミドもしくはプロクロルペラジン（ノバミン）もしくはほかの中枢性D_2受容体拮抗薬，抗ヒスタミン薬を選択する．
- 消化管運動の抑制作用や消化液分泌抑制作用を期待し，ブチルスコポラミン（ブスコパン）やオクトレチド（サンドスタチン）の投与を考慮する．

5 前庭系によるもの（めまいや頭位変換に伴うもの）

- 抗コリンおよび抗ヒスタミン作用の強いプロメタジン（ヒベルナ）もしくはヒドロキシジン（アタラックスP）などの抗ヒスタミン薬を選択する．

❺ 第2選択薬

- それまで投与されていない別の作用機序をもつ制吐薬〔メトクロプラミド，プロクロルペラジン（ノバミン），抗ヒスタミン薬〕を追加する．
- 中枢性D_2受容体拮抗作用の強い薬剤〔ハロペリドール（セレネース），リスペリドン（リスパダール），オランザピン（ジプレキサ），レボメプロマジン（ヒルナミン）など〕へ変更する．このクラスの薬剤はVCやCTZに直接作用し制吐効果を発揮すると考えられており，成人では難治性嘔吐症に対する有効性が報告されている．しかし，小児の嘔吐症に対しては多数例での検討がないため，必要性が高い場合に限り使用する．ほかの適応症に対する小児用量よりも少量で効果が期待されるため，また，過鎮静や錐体外路症状を避けるため，まずは低用量で開始する．

6. 薬物療法

1 セロトニン5HT₃受容体拮抗薬

- 添付文書上の適応症は「抗悪性腫瘍剤（シスプラチンなど）投与および放射線照射に伴う消化器症状（悪心，嘔吐）」である．
- 抗癌剤や放射線照射による消化管からのVCやCTZに対する，もしくは直接的なCTZに対する刺激を遮断することにより制吐作用を発揮する．副作用は少なく安全性は高い．
- 第1世代薬（オンダンセトロン：ゾフラン，グラニセトロン：カイトリル，トロピセトロン：ナボバン，インジセトロン：シンセロン，ラモセトロン：ナゼア，アザセトロン：セロトーン）のなかで，小児に対する効果と安全性が最も確立しているのが，ゾフランとカイトリルである．ゾフランはさまざまな剤形を選択できることがメリットである．しかしゾフラン注射剤はカイトリルと比較して，ほかの薬剤との混濁の頻度が高く注意を要する．
- 現在，第2世代薬として，血中半減期を大きく延長し，受容体への親和性を高めたパロノセトロン（アロキシ）が使用可能である．

グラニセトロン[†] (granisetron)

製品 カイトリル注（1 mg／1 mL／A, 3 mg／3 mL／A），錠（1 mg, 2 mg），細粒（0.4％：2 mg／包），グラニセトロン注（1 mg／1 mL／シリンジ）
用法・用量 IV：40 μg／kg／回（最大3 mg／回）1日2回まで
適応症 抗悪性腫瘍剤投与および放射線照射に伴う悪心・嘔吐
PK 効果発現時間：1-3 min (IV), 作用時間：≤ 24 hr, $T_{1/2}$：(PO) 6 hr, (IV) 9 hr, 蛋白結合率：65％, 分布容積：2-3 L/kg
排泄：尿中以外が中心（尿には未変化体として8-15％）

オンダンセトロン[†] (ondansetron)

製品 ゾフラン注（2 mg／1 mL／A, 4 mg／2 mL／A），錠（2 mg, 4 mg），ザイディス4（口腔内崩壊錠）（4 mg），小児用シロップ（ストロベリー風味）（0.05％：0.5 mg／mL）
用法・用量 IV：2.5 mg／m²／回（最大4 mg／回）1日2回まで
適応症 抗悪性腫瘍剤投与および放射線照射に伴う悪心・嘔吐
PK T_{max}：(PO)～2 hr, $T_{1/2}$：(成人) 3-6 hr, (小児) 2-7 hr, 排泄：尿(44-60％), 糞便(約25％), 代謝：グルクロン酸抱合および硫酸抱合, 生体内利用率：100％, 蛋白結合率：70-76％, 分布容積：(1-4か月) 3.5 L/kg, (5-24か月) 2.3 L/kg, (≥4歳) 1.9 L/kg

パロノセトロン[†] (palonosetron)

- 5HT₃受容体への親和性を高め，半減期を大きく延長することにより効果を増強した第2世代薬．
- 成人ではグラニセトロンに比べ高い効果が得られている．
- 薬剤添付文書上の用法では週1回のみの投与．
- 3日間までの化学療法であれば初日に1回のみの投与で十分な効果が得られるが，それ以上の期間に及ぶ化学療法の場合にどのような投与間隔とすべきか明らかになっていない．小児では半減期が短縮するため，投与間隔も短くする必要があるかもしれない．
- 小児での有効性に関する報告あるものの，小児適応はない．

製品 アロキシ注（0.75 mg／5 mL／V）
用法・用量 IV：10 μg／kg（最大0.75 mg／回）
適応症 抗悪性腫瘍剤投与に伴う悪心・嘔吐（遅発期を含む）
PK $T_{1/2}$：(成人) 40 hr, (小児) 21-37 hr, 排泄：尿(80-93％), 糞便(5-8％), 蛋白結合率：62％, 分布容積：8.3 L/kg

2 ニューロキニンNK₁受容体拮抗薬

- CTZやVCに存在するサブスタンスPの受容体であるNK₁受容体を拮抗することにより制吐作用を発揮する．
- 抗癌剤投与に伴う急性嘔吐症のみならず，遅発性嘔吐症に対しても有効である．
- 抗癌剤投与に伴う嘔吐症に対してのみ保険適用．
- 基本的に5HT₃受容体拮抗薬を併用する．
- 注射薬ホスアプレピタント（プロイメンド）は，体内で代謝され内服薬と同じ活性本体であるアプレピタントになり薬効を発揮する．

アプレピタント[†] (aprepitant)

- 12歳以上から保険適用あり（米国では11歳以上）．
- カプセル製剤のみだが，脱カプセルにての内服も可．
- 3-11歳までの周期性嘔吐症の11例にアプレピタント80 mg／m²を週1-2回，12か月間にわたり投与された報告では大きな副作用は認めず安全性は確認されている．

製品 イメンドカプセル（80, 125 mg）
用法・用量 （12歳以上）初日：125 mg, 2日目以降：80 mg（3日間までを目安に投与）
適応症 抗悪性腫瘍剤投与に伴う悪心・嘔吐（遅発期を含む）
PK T_{max}：3-4 hr, $T_{1/2}$：9-13 hr, 排泄：尿(～85％), 糞便にも少量, 生体内利用率：60-65％, 蛋白結合率：>95％, 分布容積：70 L/kg
腎不全時の用量調節 不要
肝不全時の用量調節 中等度までは不要，重度に対しては，データなし（注意して使用）

ホスアプレピタント[†] (fosaprepitant)

- 薬効を発揮する活性本体は内服薬であるアプレピタントと同じ．米国では，イメンド注(Emend for injection)として販売されている．
- ホスアプレピタントの分子量は1,005, アプレピタントの分子量は534で生体内利用率は60-65％であることから換算すると，ホスアプレピタント（プロイメンド）150 mg＝1Vとアプレピタント（イメンド）125 mg＝1 capとが体内で作用する薬物の量としては同等と考えられる．同様に，小児で報告のある用量イメンド80 mg／m²はプロイメンド100 mg／m²に相当する（これらの用量で投与しても，両者でT_{max}は大きく異なり同様の作用が得られるわけではない）．
- 小児に対しては服薬コンコーダンスの点から，注射製剤であるホスアプレピタントがより使用しやすいが，小児に対する使用報告がない．

製品 プロイメンド注（150 mg／V）
用法・用量 IV：化学療法初日に150 mg／回（薬剤添付文書上，投与間隔に関する規定なし）．米国では外来での化学療法を考慮し，初日に注射剤にて115 mg投与し，引き続き2-3日目に80 mgを内服する「3-day regimen」も薬剤添付文書上に規定されている．
適応症 抗悪性腫瘍剤投与に伴う悪心・嘔吐（遅発期を含む）
PK $T_{1/2}$：2 min（アプレピタントとして）9-13 hr,

I. 嘔気・嘔吐

排泄：尿（57%），糞便（45%），**蛋白結合率**：>95%，**分布容積**：5 L/kg（アプレピタントとして）70 L/kg

3 末梢性・中枢性D$_2$受容体拮抗／5HT$_4$作動薬

メトクロプラミド† (metoclopramide)

- 消化管運動機能改善作用と制吐作用あり．末梢性ドパミン（D$_2$）受容体拮抗およびセロトニン（5HT$_4$）作動により消化管運動機能を改善する．また中枢性ドパミン（D$_2$）受容体拮抗作用により制吐に働くが，その作用は強くない．
- 中枢性の制吐作用は弱いため，オピオイドによる悪心・嘔吐に対する効果は不十分であることが多い（プロクロルペラジン：ノバミンがこの用途では好んで使用される）．
- ほかの多くの制吐薬と異なり消化管の蠕動促進作用をもつため，胃内容物停滞などの上部消化管通過障害を伴う場合にも有効である．
- ほかのD$_2$受容体拮抗薬と同様，錐体外路症状の副作用に注意が必要である．
- プリンペランと似た作用をもつドンペリドン（ナウゼリン）は，血液脳関門の通過性が低いため，中枢性の制吐作用は期待できないが，錐体外路症状のリスクは低いと考えられている．

製品 プリンペラン注（10 mg/2 mL/A），錠（5 mg），シロップ（0.1%：1 mg/1 mL）
用法・用量 IV：0.1-0.2 mg/kg（最大 10 mg/回）6-8 時間おき
適応症 悪心・嘔吐，食欲不振，腹部膨満感
PK 効果発現時間：30-60 min（PO），1-3 min（IV），**作用時間**：1-2 hr，**T$_{max}$**：（PO）1-2.5 hr，**T$_{1/2}$**：（成人）5-6 hr，（小児）〜4 hr，**排泄**：尿（〜85%）・糞便にも少量，**代謝**：グルクロン酸抱合および硫酸抱合，**生体内利用率**：80±15%，**蛋白結合率**：〜30%，**分布容積**：3.5 L/kg
腎不全時の用量調節 CCr 40-50：75% dose，10-40：50% dose，<10：25-50% dose

4 中枢性D$_2$受容体拮抗薬

- VCやCTZに対して，ドパミンD$_2$受容体拮抗により制吐作用を発揮する．一般に制吐作用は，プリンペランやナウゼリンよりも強力である．
- いずれにも錐体外路症状の副作用があるが，薬剤によってそのリスクは異なる．

プロクロルペラジン (prochlorperazine)

クロルプロマジン（コントミン）と比較し，制吐作用は5倍，鎮静作用は1/2．眠気が少なく，嘔吐症に対して保険適応となっていることもあり，オピオイドによる悪心・嘔吐に対する第1選択となっている．放射線による悪心・嘔吐にも有効である．

製品 ノバミン注（5 mg/1 mL/A），錠（5 mg）
用法・用量 IV：0.1-0.15 mg/kg 8-12 時間おき（最大40 mg/日）
適応症 悪心・嘔吐
PD 効果発現時間：30-40 min（PO），最大制吐時間：30-60 min（IV）
PK **T$_{max}$**：（PO）1-2.5 hr，**T$_{1/2}$**：6-10 hr（単回投与），14-22 hr（定期投与），**排泄**：尿（〜85%），糞便にも少量，**代謝**：グルクロン酸抱合および硫酸抱合，**生体内利用率**：12.5%，**蛋白結合率**：90% 以上，**分布容積**：17.9 L/kg

ハロペリドール† (haloperidol)

- クロルプロマジン（コントミン）と比較し，鎮静作用・抗コリン作用は弱い．アドレナリンα$_1$受容体拮抗作用により，起立性低血圧やめまい，軽度の鎮静効果がある．
- 少量では，眠気やパーキンソン症候群は生じにくい．
- 低用量（下に示す用量）で使用した場合，錐体外路症状の頻度は非定型抗精神病薬と同等とされている．

製品 セレネース注（5 mg/1 mL/A），錠（0.75 mg，1 mg，1.5 mg，3 mg），内服液（0.2%：2 mg/mL），細粒（1%：10 mg/g）
用法・用量 （成人）初期量：0.5 mg 8-12 hr おき，最大量：1 mg 8 hr ごと，（小児）初期量：0.015 mg/kg（0.5 mg まで）8-12 hr ごと，最大量：0.03 mg/kg（1 mg まで）8 hr ごと
適応症 悪心・嘔吐^{未承}，せん妄^{未承}，しゃっくり^{未承}，統合失調症，躁病（米国でも悪心・嘔吐症に対しては未承認）
PK 効果発現時間：30-60 min（IV），**作用時間**：1-2 hr，**T$_{max}$**：（PO）2-6 hr，**T$_{1/2}$**：（成人）20 hr，**排泄**：尿・糞便，**代謝**：CYP2D6，CYP3A4，**生体内利用率**：60-70%，**蛋白結合率**：90%，**分布容積**：8-18 L/kg
腎不全時の用量調節 不要

リスペリドン† (risperidone)

- セロトニン-ドパミン拮抗薬（SDA：serotonin dopamine antagonist）であり，非定型抗精神病薬に分類される．定型抗精神病薬であるハロペリドールと比較し錐体外路症状は少ない（高用量では頻度が増加するため注意が必要）．
- 注射製剤は市販されていないが，内用液があり小児でも内服しやすい．内用液は味噌汁やジュースなどに混ぜて服用可（緑茶やウーロン茶などの茶葉飲料のみ不可．麦茶はOK）．
- せん妄に対しても有効．
- 小児に対する報告が少ない．

製品 リスパダール内用液（0.5 mg/0.5 mL/包），細粒（1%：10 mg/g）
用法・用量 （小児）（4 か月以上5歳未満）0.1-0.2 mg 分1眠前，（5歳以上18歳未満）開始量：0.1-0.5 mg 分1眠前 治療効果により1-2日ごとに少量ずつ増量，最大量：（<20 kg）1 mg/day，（20-45 kg）2.5 mg/day，（>45 kg）3 mg/day，（成人）開始量：0.5 mg 分1眠前，最大量：3 mg/day 分2-3（効果が得られるまで1-2日ごとに増量）
適応症 悪心・嘔吐^{未承}，せん妄^{未承}，統合失調症
PK 効果発現時間：1 hr（嘔気）〜数日（せん妄），**作用時間**：12-48 hr，**T$_{max}$**：（PO）1-2 hr，**T$_{1/2}$**：（成人）4 hr（未変化体），20-24 hr（活性代謝物），**排泄**：尿に70%，糞便に15%，**代謝**：CYP2D6，**生体内利用率**：94%，**蛋白結合率**：90%
腎不全時の用量調節 CCr<30：1/3-1/2で開始し，少量ずつ増量

5 抗ヒスタミン薬（H$_1$受容体拮抗薬）

- 制吐や抗不安の作用をもつ薬剤は第1世代のみ．眠気の少ない第2世代薬は中枢神経への移行が低くなっており，制吐や抗不安の作用はもたない．
- 新生児や低出生体重児への投与は呼吸抑制作用に注意が必要とされる．

ヒドロキシジン (hydroxyzine)

小児での安全性が最も確認されている抗ヒスタミン薬の1つ．

製品 アタラックスP注（25 mg/1 mL/A，50 mg/1 mL/A），散剤（10%：100 mg/g），シロップ（0.5%：5 mg/mL），カプセル（25 mg，50 mg）
用法・用量 IV/IM/PO：1 mg/kg/dose（成人量25-100 mg）4-6 時間おき
適応症 不安・緊張，抑うつ，じんましん^{内服のみ}，皮膚瘙痒症^{内服のみ}，悪心・嘔吐^{注射のみ}
PD 効果発現時間：即効（IV）15-30 min 以内，（PO），

作用時間：4-6 hr

PK T_{max}：(PO) 2 hr, $T_{1/2}$：(成人) 20 hr (14歳) 11 hr (1歳) 4 hr, 吸収：良好, 分布容積：(成人) 16 L/kg, (1-14歳) 18.5 L/kg

プロメタジン[†] (promethazine)

・2歳未満に対しては，呼吸抑制が強く出現するおそれがあるため，禁忌となっている．
・嘔吐中枢に対して，強力な抗ヒスタミン（H_1受容体拮抗）作用および抗コリン作用により制吐に働く．
・フェノチアジン系の抗ヒスタミン薬で抗コリン作用が強く，錐体外路症状の治療に使用される．

製品 ヒベルナ 注(25 mg/1 mL/A), 散剤(10%：100 mg/g), 糖衣錠(5 mg, 25 mg)

用法・用量【制吐】IV/PO/IM：0.25-1 mg/kg/dose(最大量25 mg) 4-8時間おき【アレルギー】(日中は) 0.1 mg/kg/dose(最大量12.5 mg) 6 hrおき, (夜間は) 0.5 mg/kg/dose 眠前(最大量25 mg)【乗り物酔い】0.5 mg/kg/dose(最大量25 mg) 12時間おき【鎮静】0.5-1 mg/kg/dose(成人量25-50 mg) 6時間おき

適応症 じんましん，鼻炎，鎮静，乗り物酔い，パーキンソニズム

PD 効果発現時間：3-5 min(IV), 20 min以内(PO), 作用時間：4-6 hr(PO)

PK 吸収：88%, 生体内利用率：25%(初回通過効果により低下), 分布容積：(成人) 98 L/kg, T_{max}：(PO) 4 hr, $T_{1/2}$：9-16 hr, 排泄：尿および糞便, 代謝：肝代謝

6 $5HT_4$受容体作動薬

モサプリド (mosapride)

・選択的なセロトニン$5HT_4$受容体作動薬である．
・消化管内在神経叢の$5HT_4$受容体を刺激し，アセチルコリン遊離を促進し，上部および下部消化管運動促進作用を示す．
・米国や欧州主要国では未承認である．

製品 ガスモチン散(1%：10 mg/g), 錠(2.5 mg, 5 mg)

用法・用量（成人）15 mg 分3,（小児）0.3-0.5 mg 分3

適応症 慢性胃炎に伴う消化器症状(胸やけ，悪心・嘔吐)

PK T_{max}：0.8±0.1 hr, $T_{1/2}$：2.0±0.2 hr

7 ソマトスタチンアナログ

オクトレオチド (octreotide)

・ソマトスタチンは半減期が2-3分と非常に短く，製剤化が困難であったため，アミノ酸を置換し半減期を延長させたアナログ．
・消化液の分泌抑制，腸液吸収促進作用により消化器症状を軽減．
・皮下注する場合は8時間おき1日3回で効果が得られるが，静注する場合は半減期が短いため，持続投与すべきである．
・持続静注する際，モルヒネと混注し同一のシリンジで投与することができる．
・化学療法後の下痢症や同種造血幹細胞移植後の消化管GVHDの蛋白漏出性下痢症に有効であったとの報告あり．

製品 サンドスタチン皮下注用(50 μg/1 mL/A)

用法・用量（成人）50-100 μg/回, 1日3回皮下注, 300 μg/日 持続静注,（小児）1 μg/kg IV後, 1 μg/kg/hr 持続静注 成人で500 μg, 1日3回の報告あるが, 米国の薬剤添付文書上の最大量は450 μg/日, 日本では300 μg/日まで

適応症 進行再発がん患者の緩和医療における消化管閉塞に伴う消化器症状の改善，消化管ホルモン産生腫瘍に伴う消化器症状の改善

PK $T_{1/2}$：1.7-1.9 hr

II 下痢 (diarrhea)

1. 定義

便性の変化（液状または半固体の便）および便回数の増加により定義づけられる．また，症状の持続時間により，3週間未満のものを急性下痢，3週間以上のものを慢性下痢に分類する．

2. 原因

a 急性下痢

感染性，非感染性（薬剤性，消化管GVHD，放射線性腸炎）に大別できる．

ⓑ 慢性下痢

1 分泌性下痢（secretory diarrhea）
腸管から電解質や水分の分泌が亢進することにより生じる．
例：薬剤性（コリン作動薬），甲状腺機能亢進症，胆汁酸塩性（胆嚢切除後）．

2 浸透圧性下痢（osmotic diarrhea）
便浸透圧が上昇することに起因する．
例：吸収不良，薬剤性（抗癌剤，マグネシウム含有制酸薬，ラクツロース），膵機能障害（脂肪下痢），短腸症候群，放射線性腸炎，細菌の異常増殖，腸瘻．

3 蠕動運動の障害（motility disorder）
大腸での便の滞留時間が短いため，十分に水分が吸収されないことによる．
例：肛門直腸障害，肛門括約筋の緊張低下，外科的侵襲（迷走神経切除後症候群）．

4 滲出性下痢（exudative diarrhea）
炎症により腸壁から蛋白，血液，粘液が放出されることによる．便には白血球や血液が含まれる．
例：消化管GVHD，消化管リンパ腫，潰瘍性大腸炎，クローン病．

5 免疫不全（immunodeficiency）
免疫能が正常な場合に問題とならない病原体の感染（日和見感染）が問題となる．
例：造血幹細胞移植を含む臓器移植後，先天性免疫不全症では，サイトメガロウイルス（CMV：cytomegalovirus），*Clostridium difficile*（CD）などが問題となりやすい．

6 機能性下痢（functional diarrhea）
器質的異常が特定されないもの．ほかの原因が否定されるもの．
例：過敏性腸症候群．

3. マネジメント

- 下痢の期間や便の性状（量，色，硬さ，血液混入の有無），飲食との関係，疼痛の程度を評価する．
- 循環動態を評価する（脱水や蛋白漏出により循環血液量が減少している可能性あり．頻脈/血圧低下など，ショック症状の有無に注意する）．
- 感染症が疑われ重症の下痢症であれば，各種スクリーニング検査を実施する．

便培養，好中球減少症が背景にあれば血液培養検査，免疫不全状態であればCDトキシンやCMV抗原やポリメラーゼ連鎖反応（PCR：polymerase chain reaction）検査を行う．

4. 看護ケア

症状の観察を行い下痢の要因を理解する．子どもの年齢や状態に合わせて，薬物療法，食事やスキンケアを工夫する．

> **ポイント**
> - 食事の工夫：腸管の安静を図るため，温かく食物残渣の少ない消化のよい食品を少しずつ摂取してもらう．
> - スキンケア：排便後は洗浄後に優しく押さえ拭きする．
> - 撥水剤や油性軟膏を塗布し，必要に応じて皮膚保護剤や皮膚被膜剤を併用し，排泄物の付着や排泄物の刺激から皮膚を保護する．

5. 薬剤選択の指針

- 下痢の原因に対する治療（感染性腸炎に対する抗菌薬や抗ウイルス薬，消化管GVHDに対する免疫抑制薬，など）をまず優先して行う．
- 原因が特定されているものの，すぐに下痢の改善が望めずQOLの低下をきたしている場合や水分や電解質喪失が大きな問題となっている場合には止瀉薬の投与を考慮する．
- 強い腹痛を伴う場合は鎮痛薬を投与する．造血幹細胞移植後の下痢症では強い腹痛を伴うことが多く，オピオイドの投与を考慮する．モルヒネは抗コリン作用をもつため下痢を改善する方向に働く．しばしば下痢を便秘に変えてしまうほどである．
- 難治性の下痢症に対しては，オクトレオチド（サンドスタチン）も使用される．

6. 薬物療法

1 腸管運動抑制薬

ロペラミド（loperamide）
- 腸管のオピオイド受容体（μ1 受容体）の作動薬である．
- オピオイド受容体の刺激による抗コリン作用により腸管蠕動が抑制．
- 通常の投与量では中枢でのオピオイド受容体の刺激作用なし．
- 腸管運動の過抑制による便秘，腹部膨満，嘔気・嘔吐，食欲不振の出現に注意が必要である．

製品 ロペミン細粒（0.1％：1 mg/g），小児用細粒（0.05％：0.5 mg/g），カプセル（1 mg）
用法・用量 （成人）1–2 mg 分1–2（最大量 16 mg/日※承），（小児）0.02–0.04 mg/kg/日 分 2–3（最大量 0.02 mg/kg/日※承）
適応症 急性下痢症，慢性下痢症※承，旅行者下痢症※承，がん治療関連下痢症※承
PK 消化管からはほとんど吸収されず，血液脳関門もほとんど通過せず．

2 腸管運動調律薬

トリメブチン（trimebutine）
- ロペラミドと同様，中枢移行のない末梢性オピオイド作用

薬であり，オピオイド受容体（μ1 受容体）を刺激する．
・交感神経活性化状態では，コリン作動性神経の終末に存在するオピオイドμ受容体を刺激することにより，アセチルコリンの遊離を抑制し，消化管蠕動を抑制する．一方，交感神経活性化状態では，アドレナリン作動性神経の終末に存在するオピオイドμ受容体を刺激することにより，消化管蠕動を亢進する．

製品 メブコロン錠（100 mg）
用法・用量 （成人）300-600 mg 分 3
適応症 慢性胃炎における消化器症状（腹部膨満感，腹部疼痛，悪心），過敏性腸症候群
PK $T_{1/2}$：3 hr

3 収斂薬

タンニン酸アルブミン（albumin tannate）
・腸粘膜の蛋白質を変性する作用により，血管や組織を収縮させ粘膜からの分泌を抑制し止瀉作用を発揮すると考えられている．
・タンニン酸アルブミンは水に不溶であるため，口腔や胃内では収斂作用は出現せず，膵液により分解されることによりタンニン酸が生じ，腸管で選択的に収斂作用を発揮する．このため上部消化管では作用が現れにくい．
・薬剤名称から誤解が生じやすいが，本薬剤にアルブミンは含まれておらず，ウシ乳由来のカゼインとタンニン酸の化合物である．牛乳にアレルギーがある場合は注意が必要である．

製品 タンナルビン末
用法・用量 （成人）3-4 g 分 3-4
適応症 下痢症

次硝酸ビスマス（bismuth subnitrate）
・消化管粘膜に対する収斂作用により止瀉作用を発揮する．
・無機ビスマスは水に不溶であり，ほとんど体内に吸収されることはない．しかし吸収された場合，神経毒性が問題となり，特に長期間の投与では，不安，記憶力減退，昏迷，錯乱，代謝性けいれんなどの精神神経系障害が報告されている．

製品 次硝酸ビスマス末
用法・用量 （成人）2 g 分 2-3
適応症 下痢症

4 吸着薬

天然ケイ酸アルミニウム（aluminum silicate）
・天然から産出する酸性白土とよばれる鉱物である．
・吸着作用を有し，消化管内の毒素やガスを吸着することにより止瀉薬として機能すると考えられている．
・日本で発見・開発された薬剤であり，英米では使用されていない．

製品 アドソルビン末
用法・用量 （成人）3-10 g 分 3-4
適応症 下痢症

5 ソマトスタチンアナログ

オクトレオチド（octreotide）
・ソマトスタチンは半減期が 2-3 分と非常に短く，製剤化が困難であったため，アミノ酸を置換し半減期を延長させたアナログ．
・消化液の分泌抑制，腸液吸収促進作用により消化器症状を軽減．
・皮下注する場合は 8 時間おき 1 日 3 回で効果が得られるが，静注する場合は半減期が短いため，持続投与すべきである．
・持続静注する際，モルヒネと混注し同一のシリンジで投与することができる．
・化学療法後の下痢症や同種造血幹細胞移植後の消化管 GVHD の蛋白漏出性下痢症に有効であったとの報告あり．

製品 サンドスタチン皮下用注（50 μg / 1 mL / A）
用法・用量 （成人）50-100 μg / 回 1 日 3 回 皮下注，300 μg / 日 持続静注，（小児）1 μg / kg Ⅳ 後，1 μg / kg / hr 持続静注 成人で 500 μg 1 日 3 回の報告あるが，米国の薬剤添付文書上の最大量は 450 μg / 日，日本では 300 μg / 日まで．
適応症 進行再発がん患者の緩和医療における消化管閉塞に伴う消化器症状の改善，消化管ホルモン産生腫瘍に伴う消化器症状の改善
PK $T_{1/2}$：1.7-1.9 hr

Ⅲ 便秘（constipation）

1. 定義

便の排泄が困難になっている消化器症状とされる．しかし，排便の習慣はさまざまであり，排便の頻度により一意的に"便秘"を定義することは困難である．

2. 原因

環境の変化などによる心因性，消化管異常，薬剤性（オピオイド，抗コリン作動薬，

利尿薬，抗癌剤），食餌性（低残渣食，水分の摂取量低下），活動性低下などがある．

3. マネジメント

- イレウスを除外診断する必要がある．
- 便秘に伴う不快症状が強い場合は浣腸や摘便を考慮する．

4. 看護ケア

便秘の原因をアセスメントし，薬物療法や食事の工夫に加え，予防的ケアを実施する．

> **ポイント**
> - 食事の工夫：水分摂取しにくい場合，ゼリーや果物，果汁で水分を摂取する．
> - 排便習慣：1日1回はゆっくりとトイレに座って排便する習慣を作ることも重要．
> - 体力が減退しトイレに座れなくなった場合，薬物療法に加え，温罨法，マッサージなど，排便コントロールを意識して行う．

5. 薬剤選択の指針

- 便性が硬い場合は，浸透圧緩下薬（酸化マグネシウム）により便性を軟化させる．
- 便性は硬くはないが便秘が問題となっている場合，大腸刺激性緩下薬（センノシド，ピコスルファート）を用いる．
- ビンクリスチン投与後などに重症の麻痺性イレウスがあれば，定期的な頻回のグリセリン浣腸とともに消化管蠕動促進薬（パンテノール，プロスタグランジン$F_{2\alpha}$）の使用を考慮する．

6. 薬物療法

1 浸透圧性下剤・塩類下剤（腸管内に水分を移行させ便を軟化させる）

酸化マグネシウム（magnesium oxide）
- 水分の腸内での保持．
- 制酸薬としても使用．
- 長期投与時は定期的に血清 Mg 値の計測が必要．

製品 酸化マグネシウム末，マグミット錠（330 mg）
用法・用量 （**1歳**）500 mg，（**3歳**）650 mg，（**12歳**）1.3 g 各分1就寝前
適応症 便秘症
PK 効果発現時間：8–10 hr（PO）

硫酸マグネシウム（magnesium sulfate hydrate）
- 水分の腸内での保持．
- 長期投与時は定期的に血清 Mg 値の計測が必要．
- 注意：多量の水分とともに服用すること．

製品 硫酸マグネシウム末
用法・用量 PO：（**6か月**）1回2 g，（**1歳**）1回2.5 g，（**3歳**）1回3.5 g，（**7.5歳**）1回5 g，（**12歳**）1回7 g 水とともに服用（1 g は水 1.5 mL に溶ける）
適応症 便秘症
PK 効果発現時間：8–10 hr（PO）

2 浸透圧性下剤・糖類下剤

ラクツロース(lactulose)
・生理的腸管機能改善作用.
・腸内アンモニア産生・吸収を抑制.
・保険適用は高アンモニア血症に伴う精神神経障害,手指振戦,脳波異常の改善.
- 製品　ラクツロースシロップ(600 mg/mL)
- 用法・用量　PO:(**6か月**)3.6-7.2 g,(**1歳**)4.5-9 g,(**3歳**)6-12 g,(**12歳**)12-24 g 各分2-3
- 適応症　便秘症
- PK　効果発現時間:1-3日(PO)

D-ソルビトール(D-sorbitol)
・X線造影促進・栄養補給剤・緩下作用.
・保険適用は消化管のX線造影時の便秘防止,経口的栄養補給.
- 製品　D-ソルビトール末
- 用法・用量　必要量
- 適応症　消化管X線造影後の便秘症予防,栄養補給
- PK　効果発現時間:0.5-3 hr(PO)

3 大腸刺激性下剤

センノシド†(sennoside)
・腸内細菌の作用でレインアンスロンを生成し大腸の蠕動運動を亢進する.
・尿の色調変化に注意(黄褐色〜赤).
- 製品　プルゼニド錠(12 mg)
- 用法・用量　(**7.5歳**)1回6 mg,(**12歳**)1回12 mg(成人:最大1回48 mg)就寝前
- 適応症　便秘症
- PK　効果発現時間:8-10 hr(PO)

ピコスルファートナトリウム†(sodium picosulfate)
・腸内細菌叢由来のアリルスルファターゼにより発生するジフェノール体が大腸粘膜を刺激する.
- 製品　ラキソベロン液0.75%,ラキソベロン錠(2.5 mg)
- 用法・用量　(**6か月以下**)1回1 mg(2滴),(**7-12か月**)1回1.5 mg(3滴),(**1-3歳**)1回3 mg(6滴),(**4-6歳**)1回3.5 mg(7滴),(**7-15歳**)1回5 mg(10滴)就寝前
- 適応症　便秘症,術後排便補助など
- PK　効果発現時間:7-12 hr(PO)

ビサコジル†(bisacodyl)
結腸・直腸の粘膜に選択的に作用し蠕動運動を亢進する.
- 製品　テレミンソフト坐(2 mg,10 mg)
- 用法・用量　(**小児**)1回5 mg,(**乳幼児**)1回2 mg 1日1-2回
- 適応症　便秘症,検査・手術前後における腸管内容物の排除
- PK　効果発現時間:5-60 min(PR)

4 消化管蠕動促進薬

パンテノール(panthenol),パントテン酸カルシウム(calcium pantothenate)
・パンテノールはパントテン酸が還元されたアルコール誘導体であり,体内で容易に酸化され,パントテン酸として作用を発揮する.
・パントテン酸から体内で補酵素A(CoA:coenzyme A)が合成され,トリカルボン酸(TCA:tricarboxylic acid)サイクルとよばれる解糖系で重要な働きをする.体内でCoAが増加することにより,その産物であるアセチルCoAおよびアセチルコリンが増加し,消化管では副交感神経刺激作用が働き,腸管蠕動作用を発揮すると考えられている.
・パンテノールは注射剤として,パントテン酸カルシウムは内服剤として使用可能である.
- 製品　パントール注(100 mg/A)　パントテン酸カルシウム散(10%:100 mg/g)
- 用法・用量　(**成人**)1回50-500 mg 1日1-3回
- 適応症　術後腸管麻痺(パントテン酸欠乏症が疑われる場合),術後イレウスの予防※※,麻痺性イレウス※※

プロスタグランジン$F_{2\alpha}$(prostaglandin $F_{2\alpha}$)
・消化管の縦走筋や輪状筋に作用し,蠕動運動を亢進する.
- 製品　プロスタルモンF(1,000 µg/A)
- 用法・用量　(**成人**)1,000-2,000 µg/回 1日2回
- 適応症　腸管蠕動亢進目的(他の保存的治療で効果が認められない場合)

5 浣腸

グリセリン(glycerin)
水分の腸内での保持.
- 製品　グリセリン浣腸液50%(30 mL,60 mL)
- 用法・用量　1-2 mL/kg
- 適応症　便秘症

IV　倦怠感・虚弱(fatigue and weakness)

1. 定義

　動作時に疲れやすいという身体的な能力低下および,前向きに取り組む気持ちが出ないといった精神的な能力低下により特徴づけられる."疲労感"は生理的反応で過労を防ぐ有益なものであり,時に爽快感を伴う.これに対して"倦怠感"は病的な苦痛を伴うことが多く,"疲労感"とは区別する必要がある.

2. 原因

- 原疾患自体によるものと治療によるものとに分けることができる.
- 疼痛や嘔気など身体的苦痛に伴うことが多い.
- 甲状腺機能低下症や副腎機能低下症に起因することもある.
- 精神的な要因をもとに起こることもある.

3. マネジメント

- 治療可能な原因がある場合は,まずその対処を行う.
- がんに関連した倦怠感に対するステロイド投与は,疼痛やQOLの改善に有用であるとの報告があるが,確立した方法ではないため,安易に使用すべきではない.

4. 看護ケア

　　　　全身倦怠感は主観的なものである.背景とする疾患そのものや治療に関連した身体的要因だけではなく,心理的・社会的要因からも引き起こされる消耗状態であることに注意が必要である.

　　　　子どもの「つらい」「しんどい」といった表現を大切にとらえ,表情だけでなく,活動状況や日常動作を観察する.

　　　　倦怠感に対するケアとして,日常生活での援助が重要である.家族はもちろん,保育士や教師,理学療法士など,さまざまなスタッフとの協働が求められる.

> **ポイント**
> - 日常生活へのケア：学童期以降の子どもでは,「自分でしたい」という気持ちがあるので,子どもと相談しながら日常生活ケアを行う.
> - 体位の工夫：子どもとよく相談して,柔らかく,子どもの好むキャラクターが描かれているような物品(クッションや寝具,タオルなど)で,安楽と感じる体位を整える.
> - 環境の調整：ゆっくり睡眠がとれない場合があるため,夜間の巡視の際には注意する.
> - 気分転換：子どもの希望や体調を考慮し,病棟や病院内の行事には参加できるように調整する.子ども自身が遊べなくても,ベッドサイドで工作などを一緒に製作していくこともよい気分をもたらす.
> - 非薬物的ケア：背部マッサージや足浴などはリラクゼーション効果があり,両親と一緒に行うとよい.その際子どもの好きな入浴剤やグッズなどを使用することも効果的である.

食欲不振・体重減少(anorexia and weight loss)

1. 定義

がん悪液質(cancer cachexia)は,がんによる進行性の消耗および食事摂取量の低下により特徴づけられ,食欲不振と体重減少の形で現れる.

2. 原因

- 原病自体によるものと治療によるものとに分けることができる.
- 化学療法や放射線照射など,治療に関連するものとしてよく発現する.
- 精神的な要因により起こることも多い.

3. マネジメント

- 食事が楽しみになるように,患者の好みに合わせて食事の工夫や環境の整備をする.
- メトクロプラミド(プリンペラン),モサプリド(ガスモチン)は消化管運動の亢進作用があるため,食欲不振,嘔気・嘔吐がある際に考慮される.
- シプロヘプタジン(ペリアクチン)は抗ヒスタミン薬であるが,他剤と違い食欲亢進作用をもち体重増加を促進するので,神経性無食欲症や摂食障害の治療に有効な場合もある.

4. 看護ケア

子どもにとって食習慣の獲得という発達課題があることも視野に入れ,家族と話し合いながら症状アセスメントを行い,一緒に食べられる物を考えていくことが重要である.

> **ポイント**
> - 環境の調整:できる限り子どもの望む環境を調整する.
> - 食事の工夫:匂いのないもの,口当たりがよいもの,のど越しのよいもの,後味のよいものや,1回量を少なく分割する,常温または冷たいものを与えるなど病院食の工夫も行う.水分をまめに摂取する.
> - 低栄養に対しては,本人の状況に合わせて栄養経路や栄養補助食品の使用について検討する.NSTにも必要に応じてコンサルトする.

5. 薬物療法

メトクロプラミド†(metoclopramide)
・消化管運動機能改善作用と制吐作用あり．プロカインアミド誘導体．
・ドパミン D_2 受容体拮抗作用およびセロトニン $5HT_4$ 作動作用により効果を発揮する．
製品 プリンペラン注(10 mg/2 mL/A)，錠(5 mg)
用法・用量 IV：0.1-0.2 mg/kg(最大 10 mg/回) 6-8 時間おき
適応症 悪心・嘔吐，食欲不振，腹部膨満感
PK 効果発現時間：30-60 min(PO) 1-3 min(IV)，作用時間：1-2 hr，T_{max}：(PO) 1-2.5 hr，$T_{1/2}$：(成人) 5-6 hr (小児) ～4 hr，排泄：尿(～85%)，糞便にも少量，代謝：グルクロン酸抱合および硫酸抱合，生体内利用率：80±15%，蛋白結合率：～30%，分布容積：3.5 L/kg
腎不全時の用量調節 CCr 40-50：75% dose, 10-40：50% dose, <10：25-50% dose

モサプリド(mosapride)
・選択的なセロトニン $5HT_4$ 受容体作動薬である．
・消化管内在神経叢の $5HT_4$ 受容体を刺激し，アセチルコリン遊離を促進し，上部および下部消化管運動促進作用を示す．
・米国や欧州主要国では未承認である．
製品 ガスモチン散(1%：10 mg/g)，錠(2.5 mg, 5 mg)
用法・用量 (成人) 15 mg 分 3，(小児) 0.3-0.5 mg 分 3
適応症 慢性胃炎に伴う消化器症状(胸やけ，悪心・嘔吐)
PK T_{max}：0.8±0.1 hr，$T_{1/2}$：2.0±0.2 hr

シプロヘプタジン†(cyproheptadine)
食欲亢進作用をもつ抗ヒスタミン薬(H_1 拮抗薬)．
製品 ペリアクチンシロップ(0.04%：0.4 mg/mL)，散(1%：10 mg/g)，錠(4 mg)
用法・用量 0.25 mg/kg/day 分 2-3 or 8 mg/m²/day 分 2-3(最大 8 mg/回)
適応症 各種アレルギー症状
PK T_{max}：(成人) 6-9 hr，$T_{1/2}$：(成人) 約 16 hr，排泄：尿(>50%)，糞便(約 25%)，代謝：グルクロン酸抱合

ステロイド
・がん悪液質に伴う食欲不振に対して有効とされる．
・生命予後が 1-2 か月と考えられる時期に開始を考慮する．

プレドニゾロン†(prednisolone)
製品 プレドニン注(20 mg/A)，錠(5 mg)，プレドニゾロン錠(1 mg)
用法・用量 IV・PO：0.1-0.5 mg/kg/回 1 日 1 回(朝)，もしくは 2 回(朝昼)
PK $T_{1/2}$：2-4 hr，代謝：グルクロン酸硫酸抱合，排泄：尿
腎不全時の用量調節 不要

デキサメタゾン†(dexamethasone)
製品 デカドロン注(1.65 mg/0.5 mL/A)，デキサート注(1.65 mg/0.5 mL/A, 6.6 mg/2 mL/A)，デカドロン錠(0.5 mg)
用法・用量 IV・PO：0.01-0.07 mg/kg/回 1 日 1-2 回
PK T_{max}：(PO) 1-2 hr，$T_{1/2}$：(3 か月～16 歳) 4.3 hr, (成人) 3 hr，代謝：肝，排泄：尿および胆汁
PD 投与後 72 時間目まで内分泌作用あり．
腎不全時の用量調節 不要

VI 呼吸困難・息切れ(dyspnea・breathlessness)

1. 定義

"呼吸困難"は，十分に呼吸ができていないという不快な感覚であり，主観的な症状である．ちなみに"呼吸不全"は，動脈血酸素分圧(PaO_2)≦60 mmHgという客観的な病態である．

2. 原因

- 原病の病状進行により出現し，増悪することが多い症状であり，決してめずらしいものではない．
- "呼吸困難"の形成には"不安"が大きな要素として占めている．

- 呼吸困難はあくまでも患者の主観的評価に基づくものであり，呼吸回数の増加や酸素飽和度の低下は必ずしも伴わない．

3. マネジメント

- 治療可能な原因（原疾患に対する化学療法や放射線療法，肺炎に対する抗菌薬投与，心不全の治療，貧血の補正，胸水や心嚢液の減量など）への対処をまず行う．
- モルヒネにより，がん患者の呼吸困難が改善することが示されている．疼痛に対する用量よりも少量で効果が期待される．疼痛で使用する量の1/3～1/2程度から開始し，必要に応じて増量する．
- ベンゾジアゼピン単剤での効果は明らかではないが，モルヒネとの併用による効果の増強が期待される．
- 通常量でのモルヒネ投与による酸素飽和度の低下や呼気終末二酸化炭素濃度（$EtCO_2$）の上昇，呼吸抑制をきたすことはなく，死亡率の上昇も報告されていない．

4. 看護ケア

呼吸困難を引き起こす要因についてアセスメントし，呼吸パターンの変調の有無，呼吸困難の程度，悪化させる要因，随伴症状などから，どのようなケアが適切か判断する．

> **ポイント**
> - 心身の安静：マッサージ・音楽
> - 体位の工夫：子ども自身が安楽な体位を相談する．
> - 寝衣・寝具の調整を行う．
> - 酸素療法：その子どもの酸素飽和度を知る（SPO_2の日頃のベースを知っておくことが大切）．
> - 鎮痛薬の投与：医師との協働が必要．

5. 薬剤選択の指針

モルヒネ以外の強オピオイドの効果についてエビデンスは存在していないが，腎障害などでモルヒネが使用できないときや，すでにフェンタニルやオキシコドンが投与されているときにはそれらの使用を考慮して構わない．

6. 薬物療法

第3章 疼痛緩和「強オピオイド」の項（39頁），第5章 精神症状の緩和「不安」の項（76頁）を参照．

VII 死前喘鳴(death rattle)・気管分泌物過多(excess respiratory tract secretions)

1. 定義

蓄積した気道内分泌物が呼吸に合わせ振動し，下咽頭から喉頭にかけて「ゴロゴロ」と音がする状態である．意識レベルの低下により気道内分泌物の排泄を十分にできない状態となり，死亡数時間前から数日前にかけて認める．

2. マネジメント

- 家族や周囲の人にとって苦痛となることが多い．意識レベルの低下により患者に苦痛を伴っていない場合にはその旨を十分に説明する必要がある．
- 体位変換や分泌物の吸引による軽減も期待されるが，それら自体の負担も考慮し必要に応じて実施する．
- 成人での抗コリン薬による死前喘鳴の改善率は50〜80%であり，感染や腫瘍，体液過剰などによる分泌物過多への効果は期待できない．

3. 看護ケア

臨終のときが近づいている場合，呼吸パターンの変調を的確にとらえ，両親とも呼吸の変化を共有し，お別れが近いことを伝えられるよう環境を整えることが重要である．

両親やきょうだい，その他の拡大家族が，大切な時間を過ごせるように，家族への精神的なサポートを提供する．

> **ポイント**
> - 落ち着いた環境を整える．
> - 子どもと家族の納得が得られるように説明する．
> - 無用な吸引は控える．
> - 家族の希望に沿って，可能な限りケアの内容や時間などの調整をする．
> - 子どもがわかる言葉やその他の方法を利用してコミュニケーションをとる．
> - 家族と医療者の訪室診察についても家族と相談し，希望に応じた訪室とする．

（近藤　統，福地朋子，西出由美，藤川郁世，岸田美和）

文献

1) International Association for Hospice & Palliative Care : Palliative Care Essentials http://hospicecare.com/resources/projects/palliative-care-essentials/
2) World Health Organisation : Essential Medicines List for Children (EMLc) ; Palliative Care CONSULTATION DOCUMENT, 2008 http://www.who.int/selection_medicines/committees/subcommittee/2/palliative.pdf
3) World Health Organization : WHO Model Formulary for Children, 2010 http://www.who.int/selection_medicines/list/WMFc_2010.pdf
4) World Health Organization : WHO Model List of Essential Medicines for Children, 3rd list, 2011 http://apps.who.int/iris/bitstream/10665/70641/1/a95054_eng.pdf
5) Bowins B : Motion sickness: a negative reinforcement model. Brain Res Bull 81 : 7-11, 2010
6) Eisenman LM : Motion sickness may be caused by a neurohumoral action of acetylcholine. Med Hypotheses 73 : 790-793, 2009
7) Hornby PJ : Central neurocircuitry associated with emesis. Am J Med 111 (Suppl 8A) : 106S-112S, 2001
8) Keller VE : Management of nausea and vomiting in children. J Pediatr Nurs 10 : 280-286, 1995
9) Miller AD, et al : The area postrema and vomiting. Front Neuroendocrinol 15 : 301-320, 1994
10) Minami M, et al : Serotonin and anticancer drug-induced emesis. Yakugaku Zasshi 124 : 491-507, 2004
11) Porreca F, et al : Nausea and vomiting side effects with opioid analgesics during treatment of chronic pain: mechanisms, implications, and management options. Pain Med 10 : 654-662, 2009
12) Rojas C, et al : Pharmacological mechanisms of 5-HT$_3$ and tachykinin NK$_1$ receptor antagonism to prevent chemotherapy-induced nausea and vomiting. Eur J Pharmacol 684 : 1-7, 2012
13) Saito R, et al : Roles of substance P and NK (1) receptor in the brainstem in the development of emesis. J Pharmacol Sci 91 : 87-94, 2003
14) Takeda N, et al : Neural mechanisms of motion sickness. J Med Invest 48 : 44-59, 2001
15) 日本緩和医療学会緩和医療ガイドライン作成委員会（編）：がん患者の消化器症状の緩和に関するガイドライン2011年版. 金原出版, 2011
16) 日本医師会（監）：がん緩和ケアガイドブック. 青海社, 2010
17) 丸光　惠, 他：ココからはじめる小児がん看護—疾患の理解から臨床での活用まで, 第1版. へるす出版, 2009
18) 日本小児がん看護学会（編）：小児がん看護ケアガイドライン2012. 日本小児がん看護学会, 2013 http://jspon.sakura.ne.jp/wp-site/wp-content/uploads/2015/09/☆小児がん看護ケアガイドライン2012（全文）.pdf
19) Bodey GP : Fungal infections complicating acute leukemia. J Chronic Dis 19 : 667-687, 1966
20) Choi MR, et al : Aprepitant use in children, adolescents, and young adults for the control of chemotherapy-induced nausea and vomiting (CINV). J Pediatr Hematol Oncol 32 : e268-e271, 2010
21) Dupuis LL, et al : Optimizing emetic control in children receiving antineoplastic therapy: beyond the guidelines. Paediatr Drugs 12 : 51-61, 2010
22) Jordan K, et al : Antiemetics in children receiving chemotherapy. MASCC/ESMO guideline update 2009. Support Care Cancer 19 (Suppl 1) : S37-S42, 2011
23) Kris MG, et al : American Society of Clinical Oncology guideline for antiemetics in oncology: update 2006. J Clin Oncol 24 : 2932-2947, 2006
24) Marr KA, et al : Invasive aspergillosis in allogeneic stem cell transplant recipients: changes in epidemiology and risk factors. Blood 100 : 4358-4366, 2002
25) Nucci M, et al : Risk factors for breakthrough candidemia. Eur J Clin Microbiol Infect Dis 21 :

209-211, 2002
26) Roila F, et al : Antiemetics in children receiving chemotherapy. Support Care Cancer 13 : 129-131, 2005
27) Holdsworth MT, et al : Acute and delayed nausea and emesis control in pediatric oncology patients. Cancer 106 : 931-940, 2006
28) Antonarakis ES, et al : Prophylaxis of acute chemotherapy-induced nausea and vomiting in children with cancer: what is the evidence? Pediatr Blood Cancer 43 : 651-658, 2004
29) Kadota R, et al : Safety, pharmacokinetics, and efficacy of palonosetron in pediatric patients: A multicenter, stratified, double-blind, phase 3, randomized study. J Clin Oncol 25 (suppl 18) : 9570, 2007
30) Sepúlveda-Vildósola AC, et al : Palonosetron hydrochloride is an effective and safe option to prevent chemotherapy-induced nausea and vomiting in children. Arch Med Res 39 : 601-606, 2008
31) Mazzocato C, et al : The effects of morphine on dyspnea and ventilatory function in elderly patients with advanced cancer: a randomized double-blind controlled trial. Ann Oncol 10 : 1511-1514, 1999
32) Abernethy AP, et al : Randomised, double blind, placebo controlled crossover trial of sustained release morphine for the management of refractory dyspnoea. BMJ 327 : 523-528, 2003
33) Allen S, et al : Low dose diamorphine reduces breathlessness without causing a fall in oxygen saturation in elderly patients with end-stage idiopathic pulmonary fibrosis. Palliat Med 19 : 128-130, 2005
34) Clemens KE, et al : Symptomatic therapy of dyspnea with strong opioids and its effect on ventilation in palliative care patients. J Pain Symptom Manage 33 : 473-481, 2007
35) Lorenz KA, et al : Evidence for improving palliative care at the end of life: a systematic review. Ann Intern Med 148 : 147-159, 2008
36) Qaseem A, et al : Evidence-based interventions to improve the palliative care of pain, dyspnea, and depression at the end of life: a clinical practice guideline from the American College of Physicians. Ann Intern Med 148 : 141-146, 2008

第5章

精神症状の緩和

　がんは生命を脅かす重大な疾患であり，患者に強いインパクトを与える．子どもはその疾患のインパクトを深く理解するわけではないが，周囲の心理的な変化に対応できないという問題が生じることがある．

　その際，抑うつや不安，怒りなどの感情の変化が生じ，子どもの大きな苦痛の原因となる．心理的な問題は子どもにとってもQOLに変化を生じさせる重要な因子である．心理的変化により本来進めていかなければならない治療やケアが阻害されることがあり，また，そのような変化を間近で感じる家族にとっても大きな問題となる．

　子どもの精神症状は，大人とは違う形で表されることがよくある．しかし，その本質は大人と同じであり，"病気による精神的な変調に応じた諸症状の出現"としてとらえることができる．成人がん患者では"抑うつ"と"不安"がよくみられ，がんになったことにより，それまでに期待していたさまざまな機会が喪失するために生じる苦悩に焦点があることが特徴である．一方，内因性精神疾患としての"抑うつ"や"不安障害"では，対象の定まらない症状をみることが多い．また，子どもでは，年齢や経験により大人と同様の反応を示す児もいるが，状況に対する理解が進まず"漠然とした不安"やそれに付随する心理的・身体的変化として現れることが多い．

　がんの治療で使用される化学療法剤の一部，ステロイドやオピオイドなどは精神症状を副作用にもつ．その他広く一般に使用される薬剤にも精神症状を呈するものがある．そのため，治療中の精神症状は"がん"と診断されたことそのものへの心理的反応によるものか，薬物による副作用か，または治療上のさまざまなストレスに対する反応によるものなのかを切り分けることは難しく，実際にはそれらの複合的なものであることも多いと考えられる．

　成人がん患者における心理的問題は治療介入が有効であるとされているものの，確固たるエビデンスに裏打ちされたものではない．しかしながら，"がんだからしかたのないもの"で終わらせるのではなく，"対処しなければならないもの"としてみなければならない．子どもの精神症状に対し使用される薬剤のなかで，日本において保険診療上承認された薬剤は非常に少なく，保険適用外使用となることも多い．リスクとベネフィットを考慮し，患者やその家族，医療者との合意のもとに利用することが大事である．多くの薬剤の子どもでの代謝は成人とは異なっており，さらに，成長期にある子ども特有の副作用や数十年の経過で表われる晩期合併症の懸念もあるため，十分

な注意を払い使用しなければならない．

　精神症状の緩和のためには，背景にあるがんの適切な治療が大切なのはいうまでもない．がんの治療が成功すれば，またはがんそのものや治療に伴うさまざまな症状が改善すれば，"精神的不調"をきたす原因の解決により，精神症状は速やかに緩和されるものである．しかしながら，それは"生命を脅かしながら進行するがん"に対しては大変難しいことであり，精神症状に対し対処的にその都度対応していかざるをえないことが多いことも事実である．"がんという病気の正しい知識""適切ながん治療""がんや治療に伴う苦痛の緩和""生活変化へのサポート"を患者に提供し不安を取り除くことに努めたうえ，病状に応じてのさまざまな精神的な変化に対して，多職種で適切に対応しなければならない．

　本章では，頻度の高い"不安""抑うつ""せん妄と興奮状態"について解説する．なお，精神症状に対して用いられる薬剤により，錐体外路症状などの薬物誘発性運動障害が副作用として問題となる．これについては本章の最後で解説する．

Ⅰ 不安（anxiety）

1. 定義

　対象のはっきりとしない漠然とした，たとえようのないおそれ，心配，苦悩の感情が起こってくる状態を総称する．発作性要素を伴うものを"パニック"という．不安に伴い，頻脈，胃部不快感，頻尿，発汗，立毛，呼吸促迫などの身体症状が出現しやすい．

　"不安"が特定の対象や状況と結びつくと"恐怖"とよばれる．対象や状況から遠ざかっていると出現しないが，対象や状況を避けられないことを想像すると生じる．代表的な恐怖症状として，対人恐怖，不潔恐怖，疾病恐怖，高所恐怖，先鋭恐怖，暗闇恐怖，広場恐怖がある．恐怖には，"強迫"の症状を伴うことがある．

　"強迫"は，"強迫観念"と"強迫行為"から構成される．"強迫観念"とは，ある考えが自分の意思に反して起こり，それが無意味，不合理とわかっていて考えまいとしても，払いのけようとしても消えない観念である．また"強迫行為"は，強迫観念が実際の行動となって表れたものであり，強迫観念を打ち消すために，何回も同じ行動を繰り返したり（強迫反復），一定のまじない的行為をしたり（強迫儀式）するものである．

2. 原因

- がんなど，生命を脅かす病気では，病状や検査・治療，入院・通院生活そのものが，

強い不安や恐怖の原因となる.
- 成人と異なり子どもでは,自分が置かれている状況を十分に理解することが困難であるが,周囲の大人の心的状況を敏感に感じとることが多い.このため,子どもでも不安を認めることは多く,特に治療が変動する時期に強い.
- 苦痛を伴う身体症状により不安が増強することが多い.
- 抑うつ感や焦燥感,不眠を同時に認めることが多く,それら精神症状は相互的に関係し悪循環を形成する.

3. マネジメント

- 不安はすべての患者(およびその家族)に存在しうる.不安は生きる意味と価値を考える契機となり,時には個人の成長につながる有益な側面もある.不安の存在自体は必ずしも大きな問題になるとは限らないが,「当たり前のことだから…」と考え,全く注意が払われないことは問題である.
- 本来,自身が知的能力の一環としての了解しえない事柄に対して不安を感じることは,ごく一般的な事柄であり,そのことが認められたからといってすぐに薬物療法などの積極的介入の必要性が高いわけではない.
- 不安は対象が明確になり対処方法が見つかれば,軽減・消失することが多い.まずは適切に子ども(患者)本人や家族に対して,適切で十分な情報(直面する問題に対する解決・対処方法,今後の見通しなど)を提供する.
- 患者本人だけでなく,家族をはじめとした患者の周囲の不安を解決することは非常に重要である.
- 不安に対する薬物療法を開始する前に,まずその要因についての洗い出しをする.そして可能であればその要因に対処する.適切で十分な病状・治療方針の説明,社会的・経済的なケアの環境整備,身体的苦痛の緩和,プレパレーション,カウンセリング・心理療法などの非薬理学的な介入を試みる.
- 非薬物学的介入で解決が困難な場合に薬物投与を考慮する.
- 精神症状(過度の不安を訴える,イライラ感,恐怖感など)が強い場合や,発汗,動悸,頻脈,胸痛,頭痛,下痢などの身体症状を伴う場合には,薬物療法を開始する必要性が高いと考えてよい(表5-1).

4. 看護ケア

人間が抱える不安は,人生のそれぞれの時期に生じる発達課題の達成状況に大きく関連する.病気の子どもたちが大きな不安を抱えずに治療が継続できるようにするためには,発達課題を医療者が意識し,それをクリアできるように,子どもや家族を援助することが必要になる.

表5-1 ベンゾジアゼピン系抗不安薬/催眠薬の薬物特性の一覧

作用時間	力価	一般名	商品名	用量（参考）成人	用量（参考）小児（—：米国での発売なし）	効果発現 (min)	半減期 (hr)
超短時間型	高	トリアゾラム*1	ハルシオン	0.125-0.5 mg 分1	0.02 mg/kg 分1 眠前・処置前	15-30	1.5-5.5
	中	ゾルピデム*1,*2	マイスリー	5-10 mg 分1	0.25 mg/kg 分1 眠前（2歳以上）	30	2-3
		ゾピクロン*1,*2	アモバン	7.5-10 mg 分1 *5	—		4-5
		ミダゾラム*3	ドルミカム	鎮静 0.05-0.4 mg/kg/dose（最大量 10 mg）, 0.02-0.1 mg/kg/hr		1-5	2-6
短時間型	高	ブロチゾラム*1	レンドルミン	0.25 mg 分1	—	15-30	7
		フルニトラゼパム*1	ロヒプノール、サイレース☆	0.5-2 mg 分1	—（0.01-0.03 mg/kg/dose）		7
		エチゾラム*1	デパス	1-3 mg 分3	—		6.3
	低	クロチアゼパム	リーゼ	15-30 mg 分3	—		6.3
		フルタゾラム	コレミナール	12 mg 分3	—		3.5
中間型	高	ロラゼパム*4	ワイパックス	1-3 mg 分2-3	0.02-0.09 mg/kg/dose 4-8 hr おき	30-60	12
		アルプラゾラム	コンスタン、ソラナックス	1.2-2.4 mg 分3	開始量：0.015 mg/kg/day 分3 最大量：0.06 mg/kg/day 分3	60	14
		ロルメタゼパム*1	エバミール、ロラメット	1-2 mg 分1	—		10
	中	ブロマゼパム	レキソタン、セニラン	3-15 mg 分3	—		20
		フルジアゼパム	エリスパン	2.25 mg 分3	—		23
	高	エスタゾラム*1	ユーロジン	1-4 mg 分1	—		24
		メキサゾラム	メレックス	1.5-3 mg 分3	—		
長時間型		クロナゼパム	リボトリール	0.5-6 mg 分1-3	開始量：0.01 mg/kg/day 2-3 最大量：0.2 mg/kg/day 分3		60-150
	中	ジアゼパム	セルシン	4-20 mg 分2-4	0.12-1 mg/kg/day 分3	20-40	27
		ニトラゼパム*1	ベンザリン、ネルボン	5-10 mg 分1	—	速	28
		クロキサゾラム	セパゾン	3-12 mg 分2-3	—		27
		クロルジアゼポキシド	コントール	20-60 mg 分2-3	（6歳以上）開始量：10 mg 分2 最大量：30 mg 分3	60-120	11-21
	低	クロラゼプ酸	メンドン	9-30 mg 分2-4	開始量：0.3 mg/kg/day 分2 最大量：3 mg/kg/day 分4	60-120	6.6-28
		メダゼパム	レスミット	10-30 mg 分2-3	—		>24
		オキサゾラム	セレナール	30-60 mg 分2-3	—		>24
		フルトプラゼパム*1	レスタス	2-4 mg 分1-2	—		56
超長時間型	高	ロフラゼプ酸	メイラックス	1-2 mg 分1-2	—		190
	低	クアゼパム*1	ドラール	20-30 mg 分1	—		122
		プラゼパム	セダプラン	10-20 mg 分1-3	—		32-37
							94

*1 睡眠障害や不眠症に対する保険適用あり。*2 非ベンゾジアゼピン、Z薬（Z-drugs）とされる薬剤。*3 抗不安薬・催眠薬としての適応は日米ともになし（わが国では麻酔前投薬のみ、米国では鎮静および難治性てんかん発作治療に適応症あり）。*4 わが国では不眠症に適応ないが米国での適応あり。*5 欧州・カナダでは最大量 7.5 mg（5 mgから開始）。☆ 注射用製剤あり

親の表情や感情など周りの状況により，また相手との関係により，子どもの不安の表出が異なってくる．まず，子どもが発した言葉や表現をそのまま受け入れたうえで，子どもが発する言葉の意味を検討しケアしていく必要がある．

> **ポイント**
> - 環境調整：部屋の照明・音・温度・湿度・においの調整，衣服・寝具の調整．
> - 日常生活リズムの調整：日中の活動を増やす工夫を行う．
> - 心地よい時間を作る：そばにいる，傾聴，リラクゼーション，マッサージ，音楽．
> - 薬物療養の管理と効果の把握：不眠の治療，鎮痛薬，止瀉薬の投与．
> - 子どもが発する「痛い」という言葉には，文字通りの意味のほかに，不安を表現する場合があることを理解しておく必要がある．

5. 薬剤選択の指針

- 短期間の使用が想定される場合はベンゾジアゼピン系薬剤を，長期的に使用することが想定される場合は選択的セロトニン再取り込み阻害薬（SSRI：selective serotonin reuptake inhibitors）を選択する．ベンゾジアゼピン系薬剤は長期投与により，認知機能の低下，薬剤耐性や心理的依存性の形成が問題となり，反対にSSRIはこれらの問題が少ないとされるものの，効果の発現まで2〜3週を要する．SSRIの各種不安症に対する適応症については表5-6（90頁）を，SSRIを含む各種抗うつ薬の用量・用法などの詳細については，本章「Ⅲ．うつ症状　7．薬物療法」（91頁）を参照されたい．
- 抗ヒスタミン薬（H_1受容体拮抗薬）も抗不安薬としてベンゾジアゼピン系薬剤と同様に使われている．ヒドロキシジン（アタラックスP）はベンゾジアゼピン系薬剤と比較し眠気が強いものの，同等の抗不安効果が得られることが大規模研究から示されている．
- 抗ヒスタミン薬（H_1受容体拮抗薬）を催眠薬として長期間にわたり使用した際の効果と安全性についてのデータは乏しい．また，催眠薬として使用する場合，せん妄の原因となりうるため注意が必要である．
- ベンゾジアゼピン系薬剤のなかで，効果や安全性の観点から，ある特定の薬剤を選択することを支持するデータはない．利用可能な剤形，作用持続時間や効果発現時間などの薬物動態学/薬力学（PK/PD：pharmacokinetics/pharmacodynamics）に基づき適切な薬剤を選択する（表5-1, 78頁）．抗不安薬としては半減期の長い薬剤を，催眠薬としては昼間に眠気が残りにくいよう半減期が短く，内服後すぐに効果が得られるよう作用発現時間の短い薬剤を選択する．しかし，高力価で半減期の短い薬剤を催眠薬として眠前に分1で内服した場合，効果が消失する日中には反跳性に不安の増強や不眠，記憶障害などの不快症状が現れることがあり，心理的依存の

形成につながりやすいことに注意が必要である.
- わが国では,ベンゾジアゼピン系薬剤は抗不安薬,睡眠導入薬,抗けいれん薬に分類され販売されているが,すべて同様の作用をもっていると考えられている.一般に高用量では催眠薬として,低用量では抗不安薬や鎮静薬として用いられる.
- ベンゾジアゼピン系薬剤の筋弛緩作用により,長期臥床などで筋力が低下している症例に対しては,脱力・転倒のリスクが高くなるため注意を要する.
- ベンゾジアゼピン系薬剤投与により,せん妄の発症や増悪のおそれがある.せん妄の存在が疑われる場合は抗精神病薬(ハロペリドールやリスペリドンなど)を使用する.
- 小児の緩和ケア領域では,ベンゾジアゼピン系薬剤の投与は短期間にとどめるべきである.長期間にわたり薬物療法を要する場合は,SSRIやクロミプラミン(アナフラニール)依存性の形成や過度の鎮静が生じにくい新規の抗不安薬であるタンドスピロン(セディール)(詳細は次項参照)の使用を考慮する.
- タンドスピロンはセロトニン5HT_{1A}受容体に作用し,$GABA_A$受容体の作動薬として働くベンゾジアゼピン系薬剤とは異なる作用機序により,抗不安作用や抗うつ作用を示す.眠気やふらつき,過度の鎮静に結びつく筋弛緩作用,麻酔増強作用,薬物依存性の形成は非常に弱いとされている.

6. ベンゾジアゼピン系薬剤過量投与時の対処

　ベンゾジアゼピン系薬剤の過量投与により,昏睡,呼吸抑制,血圧低下が大きな問題となる.その他,運動失調,構音障害,反射低下,口渇,嘔吐,低体温,横紋筋融解症,腎障害にも注意を払う必要がある.まずは呼吸・循環器管理を適切に行う.過量内服の場合,4時間以内であれば胃洗浄が有効である.また,ベンゾジアゼピン系薬剤に対する拮抗薬であるフルマゼニル(アネキセート)により治療することが可能である.処置時の鎮静目的にて投与したミダゾラム(ドルミカム)などのベンゾジアゼピン系薬剤による過鎮静(呼吸抑制や血圧低下,意識低下の遷延など)がよい適応である.

　ただし,①ベンゾジアゼピン依存状態では強い離脱症状が起こるため,②三環系抗うつ薬(TCA)を服用中である場合はけいれんが誘発されるため,③てんかんの既往がある場合もけいれんが誘発されるため,いずれもフルマゼニル投与は禁忌となっている.

> **フルマゼニル（アネキセート）の投与方法**
>
> 　注射剤0.5 mg／5 mL／Aが利用可能．生理食塩液にて計25 mLに希釈し，20 μg／mLとすると使用しやすい．
>
> 　10 μg／kg（最大200 μg）をまず15秒程度かけてゆっくりと静注．意識状態の改善の程度を確認しながら，1分程度の間隔をあけて10 μg／kg（最大200 μg）を追加投与する．最大5回までの投与とし，50 μg／kgもしくは1 mgを最大投与量とする．
>
> 　フルマゼニルの半減期は約50分とベンゾジアゼピン系薬剤と比較し短いため，いったん覚醒した後に再度意識障害をきたすことがあり注意を要する．

7. 薬物療法

1　ベンゾジアゼピン系抗不安薬／催眠薬

ミダゾラム（midazolam）　中力価・超短時間作用型
抗不安薬・催眠薬としては保険適用がない．即効性のある注射製剤で，鎮静を目的に静注や持続注射で用いられる．
- **製品**　ドルミカム注（10 mg／2 mL／A），ミダゾラム注（10 mg／2 mL／A）
- **用法・用量**　0.05-0.4 mg／kg／dose（最大量10 mg），0.02-0.1 mg／kg／hr
- **適応症**　麻酔前投薬，処置時等の鎮静^{未承}
- **PK**　**効果発現時間**：即効性あり，**T₁/₂**：**（成人）**1.8-6.4 hr，**（小児）**2-3 hr，**作用持続時間**：20-30分（IV），**蛋白結合率**：97%，**分布容積**：1-3 L／kg，**排泄**：尿（63-80%），糞便（2-10%）

ジアゼパム（diazepam）　中力価・長時間作用型
- 抗不安・抗てんかんを目的とする標準的な薬剤．
- 米国でも不安障害に適応あり．
- 半減期が長く，次第に体内に蓄積し作用が増強してくるため，催眠薬としては使うべきではない．
- 注射剤を希釈すると白濁するが，20倍以上に希釈することで再溶解するため，一定時間をかけて点滴投与も可能である．
- **製品**　セルシン注（5 mg／1 mL／A，10 mg／2 mL／A），散（1%：10 mg／g），シロップ（0.1%：1 mg／mL），錠（2 mg，5 mg，10 mg）
- **用法・用量**　開始量：0.1-1 mg／kg／day 分3，**（成人）**初期量：2-4 mg 分1-2，**最大量**：15 mg 分3
- **適応症**　不安・緊張・抑うつ，心身症における身体症候，麻酔前投薬
- **PK**　**効果発現時間**：即効性，**作用時間**：個人差大，**Tmax**：15 min-2 hr，**T₁/₂**：20-50 hr，活性代謝物（デスメチルジアゼパム）として 50-100 hr，**蛋白結合率**：98%，**分布容積**：0.8-1.0 L／kg，**生体内利用率**：85-100%
- **腎不全時の用量調節** 不要
- **肝不全時の用量調節** 50%に減量

アルプラゾラム（alprazolam）　高力価・中間時間作用型
- 米国でも全般性不安障害（GAD）に対して適応あり．
- ベンゾジアゼピン系薬剤のなかでも，減量中止の際に離脱症候群のリスクが高い薬剤とされている．
- 睡眠障害に保険適用があるものの，長期間にわたり投与すべきではない（通常4週間以内の投与にとどめるべきである）．
- **製品**　コンスタン錠（0.4 mg，0.8 mg）
- **用法・用量**　**（18歳未満）**初期量：0.015 mg／kg 分3，**最大量**：0.06 mg／kg 分3，**（成人）**初期量：0.6-1.2 mg 分3，**最大量**：2.4 mg 分3-4
- **適応症**　心身症における身体症候ならびに不安・緊張・抑うつ・睡眠障害，うつを伴う不安障害
- **PK**　**効果発現時間**：1 hr，**作用時間**：5.1 hr，**Tmax**：1-2 hr，**T₁/₂**：11.2 hr（アジア人はさらに25%延長との報告あり），**排泄**：尿中，**代謝**：CYP3A，**蛋白結合率**：80%，**分布容積**：0.9-1.2 L／kg，**生体内利用率**：良好（〜90%）
- **腎不全時の用量調節** 不要
- **肝不全時の用量調節** 0.5 mg 分2から開始し，必要に応じてゆっくりと増量

クロナゼパム（clonazepam）　高力価・長時間作用型
- 日本では抗けいれん薬として使用されているが，米国ではパニック障害（PD）に対して適応がある．
- **製品**　リボトリール錠（0.5 mg，1 mg，2 mg），細粒（0.1%：1 mg／g，0.5%：5 mg／g）
- **用法・用量**　開始量：0.01 mg／kg／day 分2-3，**最大量**：0.2 mg／kg／day 分3，**（成人）**初期量：0.5-1 mg 分1-2，**最大量**：6 mg 分3
- **適応症**　てんかん発作，精神運動発作，自律神経発作
- **PK**　**効果発現時間**：20-60 min，**作用時間**：小児6-8 hr，成人12 hr，**Tmax**：1-4 hr，**T₁/₂**：小児22-33 hr，成人30-40 hr，**排泄**：グルクロン酸抱合もしくは硫酸抱合にて尿中，未変化体としては尿中に2%未満，**蛋白結合率**：85%，**分布容積**：小児1.5-3 L／kg，成人1.5-4.4 L／kg，**生体内利用率**：90%
- **腎不全時の用量調節** 不要
- **肝不全時の用量調節** 不要

ブロチゾラム（brotizolam）　高力価・短時間作用型 催眠薬
- わが国では非常に広く用いられている催眠・睡眠導入薬．
- 米英では未承認．
- 小児での効果と安全に関するデータはほとんどない．
- ハルシオンと同様の問題をもつ可能性も高く，漫然と長期間にわたり投与すべきではない．
- **製品**　レンドルミン錠（0.25 mg），D錠（0.25 mg），ブロチゾラム錠（0.25 mg）
- **用法・用量**　0.25 mg 分1 眠前 or 術前
- **適応症**　不眠症・麻酔前投薬
- **PK**　**効果発現時間**：15-30 min，**作用時間**：7-8 hr，**Tmax**：1-1.5 hr，**T₁/₂**：7 hr，**排泄**：尿中に65%，糞中に22%

Ⅰ．不安

蛋白結合率：90%，分布容積：0.66 L/kg，生体内利用率：70%

エスタゾラム(estazolam)　高力価・長時間作用型 催眠薬
・日米で承認も，小児に関する報告なし．
製品　ユーロジン錠(1 mg, 2 mg)，散(1%：10 mg/g)
用法・用量　1-4 mg 分1 眠前 or 術前
適応症　不眠症・麻酔前投薬
PK　T_{max}：0.5-6 hr，$T_{1/2}$：24 hr，蛋白結合率：93%　排泄：尿中に70% 糞中に4%

トリアゾラム(triazolam)　高力価・超短時間作用型催眠薬
・高力価で超短時間作用型の特性から，内服後しばらくの間効果は強いが，反面，日中は退薬現象による不安の増強，混乱，記憶障害が生じやすい．同様の理由で心理的依存形成も強い．
・上述の問題を回避するため，できる限り低用量で使用すべきである．また，使用する場合でも短期間の投与にとどめなくてはならない．
製品　ハルシオン錠(0.125 mg, 0.25 mg)
用法・用量　0.125-0.5 mg 分1 眠前，(小児)歯科処置前の鎮静目的で 0.02 mg/kg 単回投与の報告あり
適応症　不眠・麻酔前投薬
PK　効果発現時間：15-30 min，T_{max}：1.2 hr，$T_{1/2}$：2.9 hr　排泄：尿中に82% 糞中に8%，蛋白結合率：89%，分布容積：0.8-1 L/kg，生体内利用率：85%

2 非ベンゾジアゼピン系 抗不安薬

タンドスピロン(tandospirone)
・ベンゾジアゼピンとは異なる作用機序(セロトニン $5HT_{1A}$ 受容体に partial agonist として作用)をもつ抗不安薬．
・欧米では未承認で，臨床データは不十分．
・倦怠感や眠気，嘔気が副作用としてあげられるが，いずれも軽度．
製品　セディール錠(5 mg, 10 mg, 20 mg)
用法・用量　(学童期以降) 15 mg 分3
(成人)初期量：30 mg 分3，最大量：60 mg 分3
適応症　心身症における身体症候(抑うつ，不安，焦燥，睡眠障害，神経症における抑うつ，恐怖)
PK　T_{max}：0.8-1.4 hr，$T_{1/2}$：1.2-1.4 hr，排泄：70% 尿中，21% 糞中，代謝：CYP3A4, CYP2D6，蛋白結合率：54-57%

3 非ベンゾジアゼピン系 抗催眠薬(Z薬)

・ベンゾジアゼピン系催眠薬と比較し，認知機能への影響や心理的依存形成の問題が少なく，また日中の眠気や内服中止後の反跳性不眠が少ないとされる．
・しかし，最近ではベンゾジアゼピン同様，認知機能の低下や依存形成などの問題が指摘されており，本薬剤も長期にわたり漫然と投与すべきでなく，短期間で低用量での投与にとどめるべきと考えられている．

ゾルピデム(zolpidem)
・いくつかの小児における報告がある薬剤．
・米国でも販売されている．
製品　マイスリー錠(5 mg, 10 mg)，ゾルピデム OD錠(10 mg)
用法・用量　5-10 mg 分1 眠前 (小児) 0.25 mg/kg 分1 眠前
適応症　不眠症
PK　効果発現時間：30 min，作用持続時間：6-8 hr，T_{max}：0.7-0.9 hr，$T_{1/2}$：2.5 hr，排泄：尿中に48-67%，糞中に29-42%，蛋白結合率：93%，分布容積：0.54 L/kg，生体内利用率：70%

ゾピクロン(zopiclone)
・米国では未承認．類似の eszopiclone が承認されている．
・ゾルピデム(マイスリー)に比べて，半減期が少し長い．
・小児用量を検討した報告はない．
製品　アモバン錠(7.5 mg, 10 mg)
用法・用量　7.5-10 mg 分1 眠前
適応症　不眠症・麻酔前投薬
PK　T_{max}：0.75-1.2 hr，$T_{1/2}$：3.7-3.9 hr，排泄：尿中に72%，糞中に11%，蛋白結合率：69%，分布容積：1.4-1.5 L/kg，生体内利用率：80%

4 抗ヒスタミン薬(H_1 受容体拮抗薬)

ヒドロキシジン(hydroxyzine)
・小児での安全性が最も高く，抗不安薬，催眠薬としても最もよく使用される抗ヒスタミン薬．
・抗不安薬としての効果はベンゾジアゼピン系薬剤と同等とされる．長期投与での安全性はまだ明らかではない．
・せん妄の発現要因となりうることに注意が必要．
製品　アタラックスP注(25 mg/1 mL/A, 50 mg/1 mL/A)，散(10%：100 mg/g)，シロップ(0.5%：5 mg/mL)，カプセル(25 mg, 50 mg)
用法・用量　IV/IM/PO：1 mg/kg/dose(成人量 25-100 mg) 4-6 時間おき
適応症　不安・緊張・抑うつ，じんましん^{内服のみ}，皮膚瘙痒症^{内服のみ}，悪心・嘔吐^{注射のみ}
PD　効果発現時間：即効(IV)，15-30 min 以内(PO)，作用時間：4-6 hr
PK　T_{max}：(PO) 2 hr，$T_{1/2}$：(成人) 20 hr，(14歳) 11 hr (1歳) 4 hr，吸収：良好，分布容積：(成人) 16 L/kg，(1-14歳) 18.5 L/kg

5 抗うつ薬

〔本章「Ⅲ．うつ症状　7．薬物療法」(91頁)を参照〕

II せん妄と興奮状態(delirium and agitation)

1. 定義

　せん妄は，"短期間に進行する意識障害と認知機能の変化"と特徴づけられている．意識障害は，環境認識の清明度の低下によって示され，注意を集中し，維持し，転導する能力が障害される．認知機能の変化は，記憶の障害・失見当識，幻覚（特に幻視）・妄想として現れることが多く，この結果，副次的に，不安・恐怖および不穏・興奮が加わることが多い．

　せん妄は成人ではめずらしいものではなく，集中治療室に入室する成人患者の約30％で，終末期の患者では80％で生じるといわれている．例えば，点滴のチューブを見て「ヘビに首をしめられる！」と言って引き抜こうとするような激しい症状や，また家族からの「最近言っていることがおかしい」「忘れっぽくなっている」といった訴えや，本人からの「ぼんやりする」「集中できない」といった訴えにより判明することがある．

2. 診断

　意識障害の評価はGCS(Glasgow coma scale)を使用して評価する．わが国ではJCS(Japan coma scale)も使用されているが，状態を詳細に把握できる点ではGCSを使用することが望ましい（表5-2，表5-3）．

　せん妄の診断基準として，米国精神医学会による診断基準(DSM-5)や，簡便にベッドサイドで使用できるため臨床で世界的に広く用いられる診断基準confusion assessment method (CAM)，小児でも使用しやすく改変したものpediatric confusion assessment method (pCAM)などがある（表5-4）．

3. 原因

　中枢神経系でのドパミン過剰，アセチルコリン欠乏がせん妄の発症に関与していると考えられている．また，以下の身体要因や薬物が原因となる．

ⓐ 身体要因

　脱水，感染症，高カルシウム血症，低ナトリウム血症，貧血，臓器障害，低酸素状態，不快な症状＊（疼痛，発熱，尿閉，便秘，口渇など）．

＊ せん妄の原因そのものではないが，せん妄を増悪させる促進因子となる．

表 5-2 Japan coma scale (JCS)

覚醒度によってまず3段階に分け，それぞれさらに3段階に分けられることから3-3-9度方式ともよばれる（例．JCS 20）．

Ⅰ．覚醒している（1桁の点数で表現）
　　0　意識清明
　　1　見当識は保たれているが意識清明ではない
　　2　見当識障害がある
　　3　自分の名前・生年月日が言えない

Ⅱ．刺激に応じて一時的に覚醒する（2桁の点数で表現）
　　10　普通の呼びかけで開眼する
　　20　大声で呼びかけたり，強く揺するなどで開眼する
　　30　痛み刺激を加えつつ，呼びかけを続けるとかろうじて開眼する

Ⅲ．刺激しても覚醒しない（3桁の点数で表現）
　　100　痛みに対して払いのけるなどの動作をする
　　200　痛み刺激で手足を動かしたり，顔をしかめたりする
　　300　痛み刺激に対し全く反応しない

表 5-3 Glasgow coma scale (GCS)

「E ＿，V ＿，M ＿，合計 ＿」と表現される．15点満点．深昏睡では3点になる．

開眼機能（eye opening）「E」
　　4点：自発的に，またはふつうの呼びかけで開眼
　　3点：強く呼びかけると開眼
　　2点：痛み刺激で開眼
　　1点：痛み刺激でも開眼しない

言語機能（verbal response）「V」
　　5点：見当識が保たれている
　　4点：会話は成立するが見当識が混乱
　　3点：発語はみられるが会話は成立しない
　　2点：意味のない発声
　　1点：発語みられず
　　なお，挿管などで発声ができない場合は「T」と表記する．扱いは1点と同等である．

運動機能（motor response）「M」
　　6点：命令に従って四肢を動かす
　　5点：痛み刺激に対して手で払いのける
　　4点：指への痛み刺激に対して四肢を引っ込める
　　3点：痛み刺激に対して緩徐な屈曲運動（除皮質姿勢）
　　2点：痛み刺激に対して緩徐な伸展運動（除脳姿勢）
　　1点：運動みられず

❺ 薬剤性（頻度順に列挙）

オピオイド，ベンゾジアゼピン系薬剤，ステロイド，H_2受容体拮抗薬，抗コリン薬，H_1受容体拮抗薬など．

表5-4　せん妄の診断基準

1) DSM-5による診断基準
   A. 注意の障害（すなわち，注意の方向づけ，集中，維持，転換する能力の低下）および意識の障害（環境に対する見当識の低下）
   B. その障害は短期間のうちに出現し（通常数時間〜数日），もととなる注意および意識水準からの変化を示し，さらに1日の経過中で重症度が変動する傾向がある
   C. さらに認知の障害を伴う（例：記憶欠損，失見当識，言語，視空間認知，知覚）
   D. 基準AおよびCに示す障害は，ほかの既存の，確定した，または進行中の神経認知障害ではうまく説明されないし，昏睡のような覚醒水準の著しい低下という状況下で起こるものではない
   E. 病歴，身体診察，臨床検査所見から，その障害がほかの医学的疾患，物質中毒または離脱（すなわち，乱用薬物や医薬品によるもの），または毒物への曝露，または複数の病因による直接的な生理学的結果により引き起こされたという証拠がある
   上記のすべてを満たす場合，せん妄と診断する
   〔日本精神神経学会（監）：DSM-5 精神疾患の診断・統計マニュアル．p588，医学書院，2014より転載〕

2) confusion assessment method (CAM) による診断基準
   (1) 急性の発症と症状の動揺
   (2) 注意力の欠如
   (3) 思考の錯乱（まとまらない思考）
   (4) 意識レベルの変化
   (1)(2)を満たし，(3)(4)のいずれかでも満たせば，せん妄と診断する

（Inouye SK, et al：Clarifying confusion: the confusion assessment method. A new method for detection of delirium. Ann Intern Med 113：941-948, 1990 より）

3) pediatric confusion assessment method (pCAM) による診断基準とその評価方法
   以下の(1)および(2)を満たし，さらに(3)もしくは(4)のいずれかを満たせば，せん妄と診断する
   (1) 急性の発症と症状の動揺
       症状が急激に発症しているか，また症状の日内変動があるか（例：昼はしっかりしているが，夜は錯乱）
   (2) 注意力の欠如（5歳以上の発達年齢なら可能）
       以下のAもしくはBいずれかの方法で実施
       方法A．医療者「"あ"って言ったときだけ，手をにぎってね」→（かるく患者の手を握りながら）
           →「あかさああかさあさあ」（5つの"あ"とそれ以外5つをまぜて）
       方法B．まず5枚の簡単な絵を説明しながら3秒ずつ見せる
           →既に見せた5枚をふくめ10枚の絵を見せ，はじめに見た絵が出てきたら指摘をしてもらう
   (3) 思考の錯乱（まとまらない思考）
       以下の4つの質問と1つの動作指示をする．3つ以下しかできなければ，思考の錯乱ありと判定する
       質問1．「砂糖ってあまい？」「石ってかたい？」
       質問2．「アイスクリームってあったかい？」「うさぎって空を飛ぶ？」
       質問3．「鳥って空飛ぶ？」「アイスクリームってつめたい？」
       質問4．「アリってゾウより大きい？」「キリンってネズミより小さい？」
       動作指示．「この数だけ指をあげて」（二本の指を上げて指し示す）
             「もう一本指を足してみて」（こちらは見本を示さずに）
   (4) 意識レベルの変化
       GCS（Glasgow coma scale）を使用して評価する．わが国では簡便なJCS（Japan coma scale）も使用されているが，状態をより正確に把握する点でGCSに劣る（表5-2，表5-3参照）

（古賀雄二，他：小児重症患者のせん妄評価法：日本語版pCAM-ICU．日本クリティカルケア看護学会誌 7：45-51, 2011 より）

4. マネジメント

- まずは，せん妄は可及的速やかに治療に取り組む対象と考えるべきである．せん妄の要因に対する治療，およびリスク因子（オピオイド，抗コリン薬，全身状態の悪化，臓器障害，低酸素状態，感染，高カルシウム血症，疼痛などの苦痛）を取り除く努力をする．もし，せん妄が重篤な痛みや呼吸困難によるものなら，オピオイドを処方

することをためらうべきではない．すでに高用量のオピオイドを投与中であるならば，他剤への変更（オピオイドローテーション）を考慮する．
- 日中は認知機能を刺激し，できる限り覚醒した状態を作り，夜間は快適に睡眠が確保できるような環境を整えること（例えば，日中はカーテンを開け室内を明るく保ち，適度な音楽をかけるなど），日夜のリズムを作ることがせん妄の予防や治療として非常に重要である．
- ベンゾジアゼピン系薬剤は認知機能を低下させ，せん妄の増悪因子となりうるため，やむをえない場合を除き中止する．
- せん妄に関連する要因を解決することが困難な場合には，せん妄に対する薬物学的治療を開始する．

5. 看護ケア

幻覚，悪夢，誤解などの症状は，直接的に子どもや家族の恐怖や不安につながる．その内容を家族とともに検討し対応することが重要である．

> **ポイント**
> - 何が起こっているのか理由を説明し，子どもの"ことば"に留意する．
> - 子どもと家族に，せん妄により起こりうる症状の変化を説明する．
> - 日常の礼儀作法と敬意をもって患者に接し続ける．
> - 恐怖心や疑いを和らげ誤解を減らすよう配慮した行動をとる．
> - 夜間の照明やベッドの位置など配慮し安全な環境を提供する．
> - 家族や親しい友人にそばにいてもらう．

6. 薬剤選択の指針

- せん妄には中枢神経のドパミン過剰が関与しており，この影響を抑える中枢性ドパミン受容体拮抗薬が薬物療法の中心となる．またアセチルコリン欠乏をきたした状態にもあるため，抗コリン作用をもつ薬剤はせん妄の増悪因子となる．
- ハロペリドール（セレネース）は低用量 0.015 mg/kg（最大量 0.5 mg，継続投与する必要がある場合には 8–12 hr ごとに）で開始する．低用量ハロペリドール（≤3 mg/day）でも，高用量（≥4.5 mg/day）と同等の効果が得られるが，副作用である錐体外路症状の頻度は高用量であきらかに増加する．
- 錐体外路症状や悪性症候群などの副作用が少なく，認知機能の改善効果も期待される非定型抗精神病薬，リスペリドン（リスパダール）やオランザピン（ジプレキサ），クエチアピン（セロクエル）もせん妄に対して有効な治療薬であり，内服可能な場合にはこれらの薬剤も考慮される．ただし，低用量ハロペリドール（≤3 mg/day）と比較すると，リスペリドンやオランザピンの錐体外路症状の頻度がさらに少ないわけではなく，同程度である．

- クロルプロマジン（コントミン，ウインタミン）は最も古くから使用される定型抗精神病薬である．しかし，α_1受容体遮断作用や抗コリン作用が強く，過鎮静や認知機能の低下が生じることがあり，積極的に選択される薬剤ではない．

7. 薬物療法

ハロペリドール(haloperidol)
- ブチロフェノン系の定型抗精神病薬である．
- 経静脈投与でも効果発現まで30-60分かかる．即効性は期待できない．
- 静注によりQT延長症候群のリスクがあるため，30分から1時間で投与する．
- 以下に示す低用量での使用では，非定型抗精神病薬と同程度の錐体外路症状の頻度で安全性は比較的高い．

製品 セレネース注(5 mg/1 mL/A)，錠(0.75 mg, 1 mg, 1.5 mg, 3 mg)，内服液(0.2%：2 mg/mL)，細粒(1%：10 mg/g)

用法・用量 （成人）初期量：0.5 mg 8-12 hr おき，最大量：1 mg 8 hrごと（小児）初期量：0.015 mg/kg(0.5 mgまで) 8-12 hrごと，最大量：0.03 mg/kg(1 mgまで) 8 hrごと

適応症 統合失調症，躁病，（せん妄は保険適用外）

PK 効果発現時間(IV, IM)：30-60 min，作用時間：個人差大，代謝：CYP2D6, CYP3A4, T_{max}：(PO) 2-6 hr, (IM) 20 min, $T_{1/2}$：18 hr, 排泄：尿中に30%，糞中に15% 蛋白結合率：90%，分布容積：8-18 L/kg，生体内利用率：60-70%

腎不全時の用量調節 不要
肝不全時の用量調節 不要

リスペリドン(risperidone)
- 非定型抗精神病薬で錐体外路症状などの副作用が少ない．
- 日本では内服のみ．内用液はジュースやスープに混ぜて内服可．

製品 リスパダール内用液(0.5 mg/0.5 mL/包)，細粒(1%：10 mg/g)

用法・用量 （小児）(4か月以上5歳未満)：0.1-0.2 mg 分1 眠前，(5歳以上18歳未満)開始量：0.1-0.5 mg 分1 眠前 治療効果により1-2日ごとに少量ずつ増量 最大量：(<20 kg) 1 mg/day, (20-45kg) 2.5 mg/day, (>45 kg) 3 mg/day （成人）開始量：0.5 mg 分1 眠前，最大量：3 mg/day 分2-3(効果が得られるまで1-2日ごとに増量)

適応症 統合失調症，悪心・嘔吐^{未承}，せん妄^{未承}

PK 効果発現時間：1 hr(嘔気)〜数日(せん妄)，作用時間：12-48 hr, T_{max}：1-2 hr, $T_{1/2}$：4 hr(未変化体), 20-24 hr(活性代謝物), 排泄：尿に70%，糞便に15%，代謝：CYP2D6, 生体内利用率：94%，蛋白結合率：90%

腎不全時の用量調節 CCr＜30：1/3-1/2で開始し，少量ずつ増量
肝不全時の用量調節 調整不要

オランザピン(olanzapine)
- リスペリドンと同様，錐体外路症状などの副作用が少ない非定型抗精神病薬であり，セロトニン-ドパミン拮抗薬(SDA)に分類される薬剤である．
- 高血糖の副作用に注意が必要．

製品 ジプレキサ錠(2.5 mg, 5 mg, 10 mg)，ザイディス(口腔内崩壊)錠(5 mg, 10 mg)，筋注(10 mg/V)

用法・用量 せん妄に対しては，米国でも未承認用法であるが，成人では5 mg 分1(5日間まで)で使用される．【以下に統合失調症に対する用量を示す】（小児）(4か月以上6歳未満) 1.25-2.5 mg 分1，(6歳以上12歳未満) 2.5-5 mg 分1(12歳以上18歳未満) 2.5-10 mg 分1，（成人）5-12.5 mg 分1

適応症 統合失調症，双極性障害，せん妄^{未承}

PK T_{max}：(IM) 15-40 min, (PO) 3.8 hr, $T_{1/2}$：30-37 hr, 排泄：尿中57% 糞中30%，蛋白結合率：93%

腎不全時の用量調節 透析では除去されず

クエチアピン(quetiapine)
- リスペリドンと同様，錐体外路症状などの副作用が少ない非定型抗精神病薬であり，多元受容体標的化抗精神病薬(MARTA)に分類される薬剤である．
- D_2受容体，$5-HT_2$受容体を中心として多様な受容体に対し阻害作用を示す一方，ムスカリン受容体やベンゾジアゼピン受容体に対して作用しないため，副作用が出現しにくい薬剤となっている．
- 高血糖の副作用に注意が必要．

製品 セロクエル錠(25 mg, 100 mg, 200 mg)，細粒50%(500 mg)

用法・用量 25 mgを1回量として1日2回までを目処に投与する．症状により150 mgまで増量可能．小児では非適応ながら，5〜10 mgを初期量として投与を考慮する．

適応症 統合失調症，せん妄^{未承}

PK T_{max}：0.5〜1 hr, $T_{1/2}$：2.5〜4 hr, 排泄：尿中73% 糞中20%，蛋白結合率：83%

肝不全時の用量調節 1/3〜1/2に減する
腎不全時の用量調節 不要

III うつ症状 (depression)

1. 定義

①抑うつ気分（感情が枯渇し，すべてがつまらなくなって興味を喪失した状態），②思考の制止（考えが浮かばなくなり，意欲の減退と行動の減少をきたした状態），③自己評価の異常な低下（劣等感にとらわれ，自分は意味のない存在であるとする訂正不能の微小妄想を認める状態），以上によって特徴づけられる．

2. 診断

がんを含む基礎疾患を背景にもつ患者における，うつ病性障害の診断基準として，DSM-5による「身体疾患による双極性障害および関連障害」などを用いて判断する（表5-5）．

子どもでは，大人と同一の精神症状を呈することは多くないことにも注意が必要である．そのため，精神症状のみならず身体症状を十分に観察し考慮すべきである．例えば，動作が乏しくなった，過度にイライラして動き回る，動きが粗雑になるなどである．特に子どもの抑うつは，気分が沈むことのみならず"イライラ感"という形で症状に出ることもあるので気をつけたい．

3. 原因

疼痛をはじめとした強い身体的苦痛，再発・進行がんなどの深刻な病状・経過，全身状態の低下などが誘因となりうつ状態をきたす．不安やイライラを伴っていることが多く，これらの精神症状を緩和するためには，相互に関係したほかの要因にも対処

表5-5 身体疾患による双極性障害および関連障害

A. 異常に高揚した，開放的な，または易怒的な気分と，活動性または活力の異常な増加が臨床像において優勢である期間が顕著かつ持続性に存在する
B. 病歴，身体診察所見，または検査所見から，その障害がほかの医学的疾患の直接的な病態生理学的結果であるという証拠がある
C. その障害は，ほかの精神疾患ではうまく説明できない
D. その障害は，せん妄の経過中にのみ起こるものではない
E. その障害は，臨床的に意味のある苦痛，または社会的，職業的，またはほかの重要な領域における機能の障害を引き起こしているか，自己または他者を傷つけるのを防ぐために入院が必要であるか，または精神病性の特徴が存在する

〔日本精神神経学会（監）：DSM-5 精神疾患の診断・統計マニュアル．p145, 医学書院, 2014 より転載〕

することが必要となる．なお小児がん患者におけるうつを診断することは，成人と比較し著しく困難であるため，いまだその疫学ははっきりとしていない．

4. マネジメント

- うつの背景には，病気そのものによる身体的精神的苦痛，療養環境や今後の見通しへの不安など，大きなストレスに持続的にさらされている状態などの要因が存在している．そのため，十分な休養をとり精神状態の改善が得られる環境調整が必要になるが，主疾患に対する治療を継続せざるをえないことが多く，薬物療法を積極的に考慮することが必要になる．
- うつと同時に認めることが多い"不安"に対する対処，およびその背景にある疼痛などの身体的苦痛を取り除くこと，心理・社会面で安心して生活できるように環境を整えることが重要である．
- 症状が持続していたり，主疾患の治療が阻害されるなどの弊害が目立った場合には，薬物療法による介入を積極的に考える．

5. 看護ケア

うつ状態に置かれた子どものリスク要因や，治療過程での精神的な問題やエピソードを振り返りアセスメントを行う．子ども自身が，どんなことを感じ，どんなことを思い，どんなことを考え表現したいと思っているかをとらえていくことが重要である．

医療者は治療過程のなかで築かれた関係性を大切に，何かを聞き出そうという姿勢ではなく，子どもの語りを受け止め，時にユーモアを交えながら「いつもそばにいるよ」という気持ちでケアすることが看護のポイントである．

ポイント
- 素直な感情表出を受け止め気持ちに寄り添う．
- 適切なタイミングでの支援を行う．
- 気分に合わせて身体を動かす機会を設ける．
- レクリエーションは大切な息抜きとなるが無理に促さない．
- 院内学級などを通して社会活動とのつながりをもつことは精神的な支えとなる．

6. 薬剤選択の指針

- 一般的に利用される抗うつ薬には，三環系（TCA：tricyclic antidepressant），四環系，選択的セロトニン再取り込み阻害薬（SSRI：selective serotonin reuptake inhibitor），セロトニン・ノルアドレナリン再取り込み阻害薬（SNRI：serotonin and

表5-6 SSRIの適応症のまとめ

一般名	商品名（日本）	適応症 うつ 小児*	適応症 うつ 成人	適応症 OCD 小児*	適応症 OCD 成人	GAD	SAD	PD	PTSD
パロキセチン paroxetine	パキシル		◎		◎	●	◎	◎	●
セルトラリン sertraline	ジェイゾロフト		◎	6-17	●		◎	◎	
フルボキサミン fluvoxamine	ルボックス デプロメール		○	8-17	◎		○		
エスシタロプラム escitalopram	レクサプロ	12-17	◎			●			
fluoxetine	（未発売）	8-17	●	7-17	●			●	

◎ 日米両国で適応症あり，○ 日本でのみ適応症あり，● 米国でのみ適応症あり
* 小児適応に関しては米国のもの．日本では小児に対する適応症の明示はなく，「小児に対する安全性は確立していない（使用経験がない）」となっている（禁忌とはなっていない）
OCD：強迫性障害（obsessive-compulsive disorder），GAD：全般性不安障害（generalized anxiety disorder），SAD：社交不安障害（social anxiety disorder），PD：パニック障害（panic disorder），PTSD：心的外傷後ストレス障害（posttraumatic stress disorder）

norepinephrine reuptake inhibitor），ノルアドレナリン作動性・特異的セロトニン作動性抗うつ薬（NaSSA：noradrenergic and specific serotonergic antidepressant）などがある．

- TCAは古くから使用されてきた薬剤であるが，過量投与による副作用（低血圧，致死性不整脈）や抗コリン作用（口渇，便秘，頻脈，排尿障害，嘔気）が強いことが問題である．
- がん患者においても重篤な副作用が少ないSSRIがまず第1選択肢になる．SSRIは抗コリン作用が少ない反面，セロトニンの作用増強による悪心，嘔気，下痢，体重減少が副作用として問題となる．
- 小児に対するTCAの効果はsystematic reviewで検討されており，思春期症例（12歳以上18歳未満）でうつ病性障害に対する有効性が示されている．
- TCAのなかではクロミプラミン（アナフラニール）には比較的即効性（効果発現まで2週間程度）があり，気分高揚作用が強く，内服に加え点滴静注製剤も利用可能であるため，使用しやすい．
- SSRIでは抗コリン作用に伴う副作用は大きく軽減されたが，投与初期に軽度の悪心・嘔気や食欲不振，排尿困難，不安，焦燥を認めることは少なくない．効果発現までにはクロミプラミンと同程度の2週間を要する．小児がん患者のうつに対してもSSRIが使用されており，安全性と効果に関する報告がされている．
- SSRIの投与により，セロトニン症候群（脳内のセロトニン活性の亢進のため，不安・焦燥・興奮・錯乱・幻覚などの精神症状と，振戦・ミオクローヌス・反射亢進・発汗・発熱・頻脈などの身体症状を呈する）が発現することがあり注意が必要である．
- 表5-6に示すとおりいくつかのSSRIが利用可能であり，各薬剤で適応症が異なっ

ている．欧米で小児のうつに適応をもつ薬剤は，8歳以上に対するfluoxetineと12歳以上に対するエスシタロプラム（レクサプロ）の2つである．fluoxetine（Prozac）は小児のうつに対する有効性が最も確立した薬剤であるが，2015年現在日本では上市されていない．

- また，24歳以下の症例では抗うつ薬の投与による自殺のリスク上昇が話題となっており，効果がリスクを上回ると判断した場合に抗うつ薬の投与を開始する．

7. 薬物療法

1 SSRI（選択的セロトニン再取り込み阻害薬）

パロキセチン（paroxetine）

製品 パキシル錠（5 mg, 10 mg, 20 mg），CR錠（12.5 mg, 25 mg）

用法・用量（7-17歳）初期量：10 mg 分1，臨床症状により10 mg／週ずつ増量．**最大量**：60 mg（7-12歳では20 mg／dayで，13-17歳では27 mg／dayで効果が得られていた）．（成人）初期量：20 mg 分1 朝，臨床症状により10 mg／週ずつ増量．**最大量**：60 mg

適応症 うつ，強迫性障害，社会不安障害，パニック障害

PK 効果発現時間：1-4週間，作用時間：1-2日，T_{max}：（PO）2-4 hr，$T_{1/2}$：19-37 hr，排泄：尿に50-60%，糞便に30%，代謝：CYP1A2, CYP2C19, CYP2D6, CYP3A4，蛋白結合率：95%，分布容積：8.7 L／kg

セルトラリン（sertraline）

製品 ジェイゾロフト錠（25 mg, 50 mg）

用法・用量（6-12歳）初期量：12.5-25 mg 分1，臨床症状により25-50 mg／週ずつ増量．**最大量**：200 mg（1.5-2 mg／kg／day程度で効果が得られることが多い），（13-17歳）初期量：25-50 mg 分1，臨床症状により50 mg／週ずつ増量．**最大量**：200 mg（2 mg／kg／day程度で効果が得られることが多い），（成人）初期量：50 mg 分1，臨床症状により50 mg／週ずつ増量．**最大量**：200 mg（2 mg／kg／day程度で効果が得られることが多い）

適応症 うつ，パニック障害

PK 効果発現時間：数週間，$T_{1/2}$：27.2 hr（18-45歳），26.2 hr（6-12歳），27.8 hr（13-17歳），排泄：尿に40-45%，糞便に40-45%，代謝：CYP2D6, CYP2C19, CYP2C9, CYP2B6, CYP3A4，蛋白結合率：98%

腎不全時の用量調節 不要

肝不全時の用量調節 減量した量から開始し，ゆっくりと増量

フルボキサミン（fluvoxamine）

製品 ルボックス錠（25 mg, 50 mg, 75 mg），デプロメール錠（25 mg, 50 mg, 75 mg）

用法・用量（8-17歳）初期量25 mg 分1 眠前，臨床症状により25 mg／1-2週ずつ増量．50 mg以上では分2で内服．**最大量**：（8-11歳）200 mg，（12-17歳）300 mg，（成人）初期量：50 mg 分1，臨床症状により50 mg／4-7日ずつ増量．100 mg以上では分2で内服．**最大量**：150 mg（米国では300 mg）

適応症 うつ，強迫性障害，社会不安障害

PK 効果発現時間：1-2週（効果発現まで），8-12週（最大効果まで），作用時間：1-2日，T_{max}：（PO）3-8 hr，$T_{1/2}$：15.6 hr（成人），生体内利用率：53%，排泄：尿に94%，代謝：CYP1A2, CYP2D6，蛋白結合率：80%，分布容積：25 L／kg

肝不全時の用量調節 減量した量から開始し，ゆっくりと増量

エスシタロプラム（escitalopram）

製品 レクサプロ錠（10 mg, 20 mg）

用法・用量（12-17歳）初期量：10 mg 分1 眠前，**最大量**：20 mg 分1，（成人）初期量：10 mg 分1，**最大量**：20 mg 分1

適応症 うつ

PK 効果発現時間：1週間程度（効果発現まで），8-12週（最大効果まで），T_{max}：5 hr，$T_{1/2}$：27-32 hr（成人），排泄：尿中，代謝：CYP2C19, CYP3A4，蛋白結合率：56%，分布容積：20 L／kg

腎不全時の用量調節 不要

肝不全時の用量調節 5 mg 分1から開始し，必要に応じて10 mg 分1まで増量

2 三環系抗うつ薬（TCA）

クロミプラミン（clomipramine）

- セロトニン取り込み阻害とノルアドレナリン取り込み阻害により作用する．
- TCAのなかでも比較的即効性があり，点滴静注でも投与可能である．
- 神経因性疼痛にも有効とされる．
- 抗コリン作用による副作用，口渇，嘔気，便秘，排尿困難が出現しやすい．

製品 アナフラニール注（25 mg／2 mL／A），錠（10 mg, 25 mg）

用法・用量 1 mg／kgから開始，3 mg／kg（最大量100 mg／day）まで2週かけて増量．投与開始時は嘔気を避けるため食後の分割投与で，維持量が決まれば眠気を避けるため分1 夕とする

適応症 うつ，神経因性疼痛

PK 効果発現時間：1-2週（効果発現まで），8-12週（最大効果まで），作用時間：1-2日，T_{max}：5.2 hr，$T_{1/2}$：21 hr，排泄：尿および胆汁，代謝：CYP1A2, CYP2C19, CYP2D6, CYP3A4，蛋白結合率：97%

Ⅳ 薬物誘発性運動障害 (medication-induced movement disorders)

1. 症状と原因

　嘔気や嘔吐，不安，せん妄，うつなどで使用される中枢性ドパミン受容体拮抗薬の副作用にて，運動障害・運動失調を認めることがある．中枢性ドパミン受容体拮抗薬は大脳基底核における随意運動と不随意運動を制御する重要な経路の機能をも抑制してしまうため，"錐体外路症状（EPS：extra-pyramidal symptom）"とよばれる症状の原因になる．EPSには，ジストニア様の姿勢，パーキンソン症状，アカシジア（静座不能），舞踏病様またはアテトーゼ様運動が含まれる．また，"悪性症候群"はEPSとは異なる抗精神病薬投与に伴う生命にかかわる重篤な合併症であり，早期に適切な治療を開始することが非常に重要である．

　新世代の抗精神病薬である非定型抗精神病薬は，以前からある抗精神病薬に比べて頻度ははるかに低いといわれるが，薬物誘発性運動障害の報告が散見される．抗精神病薬以外にも，抗うつ薬や抗不安薬によっても運動障害が引き起こされることがあるといわれる．例えばSSRIによるアカシジアが知られている．薬物誘発性運動障害の発現を防ぐために，これらの薬剤の投与量は必要最低限に抑えることが重要である．

2. 診断と治療

ⓐ 神経遮断薬誘発性パーキンソン症候群 (neuroleptic-induced parkinsonism)

　静止時に増悪する振戦，固縮，運動緩慢（アキネジア；akinesia）を三徴とする．振戦は3～6サイクル/秒であることが多く，意図的な運動によって抑制される．固縮は筋緊張度の障害で過緊張が生じる．運動緩慢は仮面様顔貌，歩行時の上肢の補助運動の減少，運動開始の特徴的な困難さなどの症状が含まれる．その他のパーキンソン症候群の症状には，思考の停滞，唾液過剰，不機嫌，引きずり歩行などがある．

①**病態生理**：黒質線条体のドパミンニューロンの終末である尾状核におけるドパミンD_2受容体の過剰な遮断が関与しているが，特発性パーキンソン病でも同じニューロンの変性が原因であると考えられている．神経遮断薬の投与開始後，または増量後（または，錐体外路症状の治療のために用いていた薬物を減量後）2～3週間以内に発現することが多い．高齢者，女性に多い．

②**治療**：D_2受容体遮断薬の減量・変更・中止，および抗錐体外路薬の投与を行う．　D_2受容体遮断薬のなかでもハロペリドールなどの高力価の薬剤でリスクが高いとされ，薬剤の減量・中止が困難な場合，代替薬として非定型抗精神病薬が成人で

は推奨されている.

抗錐体外路薬として，抗ヒスタミン薬，抗コリン薬，アマンタジン(シンメトレル)が使用される.

2歳以上であれば，抗コリン作用の強い抗ヒスタミン薬（H_1受容体拮抗薬）であるプロメタジン（ヒベルナ）をまず選択する．2歳未満であれば，呼吸抑制のリスクを考慮し，まずはヒドロキシジン（アタラックスP）を使用する．錐体外路症状の治療に使用される中枢性抗コリン薬としては，トリヘキシフェニジル（アーテン）およびビペリデン（アキネトン）がある．

❻ 神経遮断薬悪性症候群 (neuroleptic malignant syndrome)

抗精神病薬投与に伴う生命にかかわる合併症で治療経過のどの時点でも起こりうる．その症状としては，重症の筋硬直〔クレアチンキナーゼ（CK：creatine kinase）が異常高値となる〕に高熱・発汗・血圧上昇・心拍数上昇などの自律神経症状が伴う．

発症時の致死率は10〜20％と報告されており，生命維持集中治療に加え，ダントロレン（ダントリウム）の早期の投与が必要である．ちなみに，麻酔薬の副作用である悪性高熱症（malignant hyperthermia）と症状がよく似ており，また治療薬も同じであるが，別の疾患概念である．

❼ 神経遮断薬誘発性急性ジストニア (neuroleptic-induced acute dystonia)

ジストニアは筋の攣縮で，頭部，頸部，四肢または体幹の異常な姿勢，または眼球上転発作，舌の突出により特徴づけられる．D_2受容体遮断薬の投与開始後もしくは増量後，2〜3週間以内と早期に発症する．

男性に多く，高力価の薬剤を高用量で使用した場合に出現しやすい．

治療：迅速に治療開始する必要がある．抗コリン薬や抗ヒスタミン薬が有効であり，これらの薬剤を2時間以内に3回以上投与しても症状が改善しない場合，D_2受容体遮断薬以外の原因を考えなければならない．

❽ 神経遮断薬誘発性急性アカシジア (neuroleptic-induced acute akathisia)

アカシジアは静座不能と訳される．客観的，主観的，もしくはその両方の落ち着きのなさを特徴とする．客観的な落ち着きのなさとは，じっと座っていられず立ったり座ったりを短時間で繰り返す，座っている最中も身体を揺らしている，そわそわと足を動かしたり足踏みをしたりするといった観察可能のものであり，また主観的な落ち着きのなさとは，不安感が強い，安息感が得られない，神経過敏といったものである．急性ジストニアと同様にD_2受容体遮断薬の投与開始後もしくは増量後，2〜3週間以内に発症する．

治療：アカシジアの最も有効な治療薬は，βアドレナリン受容体拮抗薬である．その他，ベンゾジアゼピン系薬剤，抗ヒスタミン薬，抗コリン薬も有効とされる．D_2受

容体遮断薬の減量・中止・変更も考慮する.

ⓔ 神経遮断薬誘発性遅発性ジスキネジア
(neuroleptic-induced tardive dyskinesia)

　少なくとも2〜3か月のD_2受容体遮断薬の投与と関連して発現する不随意の舞踏病様の運動障害である.一般的によくみられるのは,口や顔,手指,足指のリズミカルな不随意運動である.重症になると,頭部や頸部,腰,四肢にも症状を認めるようになる.

　D_2受容体遮断薬を4年以上服用した場合,出現率は25％に及ぶとされ,症状は非可逆的なことが多く,有効な治療はまだ見つかっていない.

〔近藤　統,平山　哲,福地朋子,西出由美,藤川郁世,岸田美和〕

文献

1) American Psychiatric Association(著),高橋三郎,他(監訳):DSM-5 精神疾患の診断・統計マニュアル.医学書院,2014
2) American Psychatric Association(著),高橋三郎,他(監訳):DSM-5 精神疾患の分類と診断の手引.医学書院,2014
3) ベンジャミン・J.サドック,他(編),井上令一,他(監訳):カプラン臨床精神医学テキスト,第2版.メディカル・サイエンス・インターナショナル,2004
4) 細川　清(編):精神科診療ガイド.中外医学社,1994
5) Sadock BJ, et al : Kaplan and Sadock's synopsis of psychiatry: Behavioral sciences/clinical psychiatry, 10th ed. Lippincott Williams & Wilkins, Philadelphia, 2007
6) Woodgate RL, et al : A different perspective to approaching cancer symptoms in children. J Pain Symptom Manage 26 : 800-817, 2003
7) Collins JJ, et al : The measurement of symptoms in children with cancer. J Pain Symptom Manage 19 : 363-377, 2000
8) Collins JJ, et al : The measurement of symptoms in young children with cancer: the validation of the Memorial Symptom Assessment Scale in children aged 7-12. J Pain Symptom Manage 23 : 10-16, 2002
9) Berde C, et al : Pain, anxiety, distress, and suffering: interrelated, but not interchangeable. J Pediatr 142 : 361-363, 2003
10) The Rainbows Children's Hospice Guideline　http://www.rainbows.co.uk
11) Regnard C, et al : A Guide to Symptom Relief in Palliative Care, 5th ed. Radcliffe Publishing, Oxford, 2003
12) Jassal SS : Basic Symptom Control in Paediatric Palliative Care, 8th ed. ACT, Bristol, UK, 2002
13) 淀川キリスト教病院 ホスピス(編):緩和ケアマニュアル,第5版.最新医学社,2007
14) 日本医師会(監):がん緩和ケアガイドブック.青海社,2010
15) Guaiana G, et al : Hydroxyzine for generalised anxiety disorder. Cochrane Database Syst Rev 12 : CD006815, 2010
16) World Health Organisation : Rational use of benzodiazepines. 1996　http://whqlibdoc.who.int/hg/1996/who_PSA_96.11.pdf
17) Lader M, et al : Withdrawing benzodiazepines in primary care. CNS drugs 23 : 19-34, 2009
18) Riker RR, et al : Dexmedetomidine vs midazolam for sedation of critically ill patients: a randomized trial. JAMA 301 : 489-499, 2009
19) Pandharipande P, et al : Lorazepam is an independent risk factor for transitioning to delirium

in intensive care unit patients. Anesthesiology 104 : 21-26, 2006
20) Breitbart W, et al : A double-blind trial of haloperidol, chlorpromazine, and lorazepam in the treatment of delirium in hospitalized AIDS patients. Am J Psychiatry 153 : 231-237, 1996
21) Kehl KA : Treatment of terminal restlessness: a review of the evidence. J Pain Palliat Care Pharmacother 18 : 5-30, 2004
22) Tune LE, et al : Benzodiazepine-induced and anticholinergic-induced delirium in the elderly. Int Psychogeriatr 3 : 397-408, 1991
23) Vicens C, et al : Withdrawal from long-term benzodiazepine use: randomised trial in family practice. Br J Gen Pract 56 : 958-963, 2006
24) Davidson JR : Pharmacotherapy of generalized anxiety disorder. J Clin Psychiatry 62(Suppl 11) : 46-50 ; discussion 51-52, 2001
25) Salzman C, et al : Pharmacologic treatment of anxiety disorders in 1989 versus 1996: results from the Harvard/Brown anxiety disorders research program. J Clin Psychiatry 62 : 149-152, 2001
26) Tesar GE : High-potency benzodiazepines for short-term management of panic disorder: the U.S. experience. J Clin Psychiatry 51(Suppl) : 4-10 ; discussion 50-53, 1990
27) Brawman-Mintzer O : Pharmacologic treatment of generalized anxiety disorder. Psychiatr Clin North Am 24 : 119-137, 2001
28) Canadian Psychiatric Association : Clinical practice guidelines. Management of anxiety disorders. Can J Psychiatry 51(8 Suppl 2) : 9S-91S, 2006
29) National Institute for Health and Clinical Excellence(NICE) : Generalised anxiety disorder and panic disorder in adults. 2011　http://www.nice.org.uk/guidance/CG113
30) Siriwardena AN, et al : GPs' attitudes to benzodiazepine and 'Z-drug' prescribing: a barrier to implementation of evidence and guidance on hypnotics. Br J Gen Pract 56 : 964-967, 2006
31) Huedo-Medina TB, et al : Effectiveness of non-benzodiazepine hypnotics in treatment of adult insomnia: meta-analysis of data submitted to the Food and Drug Administration. BMJ 345 : e8343, 2012
32) Hajak G : Abuse and dependence potential for the nonbenzodiazepine hypnotics zolpidem and zopiclone: a review of case reports and epidemiological data. Addiction 98 : 1371-1378, 2003
33) Cunnington D : Non-benzodiazepine hypnotics: do they work for insomnia? BMJ 346 : e8699, 2013
34) Ayonrinde O, et al : Physical dependence on zopiclone. Risk of dependence may be greater in those with dependent personalities. BMJ 317 : 146, 1998
35) Henderson M, et al : The use of benzodiazepines in palliative care. Palliat Med 20 : 407-412, 2006
36) Barraclough J : ABC of palliative care. Depression, anxiety, and confusion. BMJ 315 : 1365-1368, 1997
37) Twycross RG, et al : Symptom Management in Advanced Cancer. Radcliffe Medical Press, Oxford, 2001
38) Gothelf D, et al : Pilot study: fluvoxamine treatment for depression and anxiety disorders in children and adolescents with cancer. J Am Acad Child Adolesc Psychiatry 44 : 1258-1262, 2005
39) Portteus A, et al : The prevalence and use of antidepressant medication in pediatric cancer patients. J Child Adolesc Psychopharmacol 16 : 467-473, 2006
40) McGuire JF, et al : The nature, assessment, and treatment of obsessive-compulsive disorder. Postgrad Med 124 : 152-165, 2012
41) Gentile S : Efficacy of antidepressant medications in children and adolescents with obsessive-compulsive disorder: a systematic appraisal. J Clin Psychopharmacol 31 : 625-632, 2011
42) Kaplan A, et al : A review of pharmacologic treatments for obsessive-compulsive disorder. Psychiatr Serv 54 : 1111-1118, 2003

43) Allen AJ, et al : Current knowledge of medications for the treatment of childhood anxiety disorders. J Am Acad Child Adolesc Psychiatry 34 : 976-986, 1995
44) Popper CW : Psychopharmacologic treatment of anxiety disorders in adolescents and children. J Clin Psychiatry 54(Suppl) : 52-63, 1993
45) Ambrosini PJ, et al : Antidepressant treatments in children and adolescents: II. Anxiety, physical, and behavioral disorders. J Am Acad Child Adolesc Psychiatry 32 : 483-493, 1993
46) Feighner JP, et al : Serotonin-1A anxiolytics: an overview. Psychopathology 22(Suppl 1) : 21-26, 1989
47) 大日本住友製薬：セディール錠インタビューフォーム，改訂第6版．2012（2015年6月改訂第7版：http://ds-pharma.jp/product/sediel/pdf/sediel_tab_interv.pdf）
48) 日本小児心身医学会薬事委員会：不安・不眠・夜泣きを訴える子どもへの薬剤リスト．2011 http://www.jisinsin.jp/documents/yakuzai-list.pdf
49) Saito Y, et al : Apneustic breathing in children with brainstem damage due to hypoxic-ischemic encephalopathy. Dev Med Child Neurol 41 : 560-567, 1999
50) Krisanda TJ : Flumazenil: an antidote for benzodiazepine toxicity. Am Fam Physician 47 : 891-895, 1993
51) Weinbroum A, et al : Use of flumazenil in the treatment of drug overdose: a double-blind and open clinical study in 110 patients. Crit Care Med 24 : 199-206, 1996
52) Weinbroum AA, et al : A risk-benefit assessment of flumazenil in the management of benzodiazepine overdose. Drug Saf 17 : 181-196, 1997
53) Veiraiah A, et al : Flumazenil use in benzodiazepine overdose in the UK: a retrospective survey of NPIS data. Emerg Med J 29 : 565-569, 2012
54) Yang FM, et al : Selecting optimal screening items for delirium: an application of item response theory. BMC Med Res Methodol 13 : 8, 2013
55) Wei LA, et al : The Confusion Assessment Method: a systematic review of current usage. J Am Geriatr Soc 56 : 823-830, 2008
56) Inouye SK, et al : Clarifying confusion: the confusion assessment method. A new method for detection of delirium. Ann Intern Med 113 : 941-948, 1990
57) Smith HA, et al : Diagnosing delirium in critically ill children: Validity and reliability of the Pediatric Confusion Assessment Method for the Intensive Care Unit. Crit Care Med 39 : 150-157, 2011
58) de Grahl C, et al : The paediatric Confusion Assessment Method for the Intensive Care Unit (pCAM-ICU): translation and cognitive debriefing for the German-speaking area. Ger Med Sci 10 : Doc07, 2012
59) Franco JG, et al : Diagnosing delirium in critically ill children: Spanish translation and cultural adaptation of the Pediatric Confusion Assessment Method for the Intensive Care Unit. Crit Care Med 40 : 1034, 2012
60) JCU Delirium and Cognitive Impairment Study Group of Vanderbilt University Medical Center　http://www.icudelirium.org
61) Francis J, et al : A prospective study of delirium in hospitalized elderly. JAMA 263 : 1097-1101, 1990
62) Brown TM : Drug-induced delirium. Semin Clin Neuropsychiatry 5 : 113-124, 2000
63) Carter GL, et al : Drug-induced delirium. Incidence, management and prevention. Drug Saf 15 : 291-301, 1996
64) Inouye SK, et al : A multicomponent intervention to prevent delirium in hospitalized older patients. N Engl J Med 340 : 669-676, 1999
65) Inouye SK, et al : Dissemination of the hospital elder life program: implementation, adaptation, and successes. J Am Geriatr Soc 54 : 1492-1499, 2006
66) Marcantonio ER, et al : Reducing delirium after hip fracture: a randomized trial. J Am Geriatr Soc 49 : 516-522, 2001
67) Stahl SM : Stahl's Essential Psychopharmacology: Neuroscientific Basis and Practical

Applications. Cambridge University Press, Cambridge, 2008

68) Lonergan E, et al : Antipsychotics for delirium. Cochrane Database Syst Rev 2 : CD005594, 2007
69) Parellada E, et al : Risperidone in the treatment of patients with delirium. J Clin Psychiatry 65 : 348-353, 2004
70) Skrobik YK, et al : Olanzapine vs haloperidol: treating delirium in a critical care setting. Intensive Care Med 30 : 444-449, 2004
71) Schieveld JN, et al : Pediatric delirium in critical illness: phenomenology, clinical correlates and treatment response in 40 cases in the pediatric intensive care unit. Intensive Care Med 33 : 1033-1040, 2007
72) Silver GH, et al : Infant delirium in pediatric critical care settings. Am J Psychiatry 167 : 1172-1177, 2010
73) Karnik NS, et al : Subtypes of pediatric delirium: a treatment algorithm. Psychosomatics 48 : 253-257, 2007
74) Turkel SB, et al : Atypical antipsychotic medications to control symptoms of delirium in children and adolescents. J Child Adolesc Psychopharmacol 22 : 126-130, 2012
75) Candy B, et al : Drug therapy for delirium in terminally ill adult patients. Cochrane Database Syst Rev 11 : CD004770, 2012
76) Hui D, et al : Neuroleptic prescription pattern for delirium in patients with advanced cancer. J Palliat Care 27 : 141-147, 2011
77) Carnes M, et al : Physicians vary in approaches to the clinical management of delirium. J Am Geriatr Soc 51 : 234-239, 2003
78) Dejong M, et al : Depression in paediatric cancer: an overview. Psychooncology 15 : 553-566, 2006
79) Massie MJ : Prevalence of depression in patients with cancer. J Natl Cancer Inst Monogr 32 : 57-71, 2004
80) McDaniel JS, et al : Depression in patients with cancer. Diagnosis, biology, and treatment. Arch Gen Psychiatry 52 : 89-99, 1995
81) Akechi T, et al : Major depression, adjustment disorders, and post-traumatic stress disorder in terminally ill cancer patients: associated and predictive factors. J Clin Oncol 22 : 1957-1965, 2004
82) Hotopf M, et al : Depression in advanced disease: a systematic review Part 1. Prevalence and case finding. Palliat Med 16 : 81-97, 2002
83) Wilson KG, et al : Depression and anxiety disorders in palliative cancer care. J Pain Symptom Manage 33 : 118-129, 2007
84) Breitbart W, et al : Depression, hopelessness, and desire for hastened death in terminally ill patients with cancer. JAMA 284 : 2907-2911, 2000
85) Power D, et al : Suitable screening tests for cognitive impairment and depression in the terminally ill-a prospective prevalence study. Palliat Med 7 : 213-218, 1993
86) Patten SB, et al : Drug-induced depression: a systematic review to inform clinical practice. Psychother Psychosom 73 : 207-215, 2004
87) Stiefel FC, et al : Corticosteroids in cancer: neuropsychiatric complications. Cancer Invest 7 : 479-491, 1989
88) Rayner L, et al : Antidepressants for the treatment of depression in palliative care: systematic review and metaanalysis. Palliat Med 25 : 36-51, 2011
89) Fisch M : Treatment of depression in cancer. J Natl Cancer Inst Monogr 32 : 105-111, 2004
90) Ly KL, et al : Depression in palliative care: a systematic review. Part 2. Treatment. Palliat Med 16 : 279-284, 2002
91) World Health Organisation : Essential Medicines List for Children(EMLc) ; Palliative Care CONSULTATION DOCUMENT. 2008 http://www.who.int/selection_medicines/committee/2/palliative.pdf

92) Birmaher B, et al : Practice parameter for the assessment and treatment of children and adolescents with depressive disorders. J Am Acad Child Adolesc Psychiatry 46 : 1503-1526, 2007
93) Ma J, et al : Depression treatment during outpatient visits by U.S. children and adolescents. J Adolesc Health 37 : 434-442, 2005
94) Hazell P, et al : Tricyclic drugs for depression in children and adolescents. Cochrane Database Syst Rev 2 : CD002317, 2002
95) Kersun LS, et al : Depressive symptoms and SSRI use in pediatric oncology patients. Pediatr Blood Cancer 49 : 881-887, 2007
96) Kersun LS, et al : Prescribing practices of selective serotonin reuptake inhibitors(SSRIs) among pediatric oncologists: a single institution experience. Pediatr Blood Cancer 47 : 339-342, 2006
97) Phipps S, et al : Pediatric oncologists' practices of prescribing selective serotonin reuptake inhibitors(SSRIs) for children and adolescents with cancer: a multi-site study. Pediatr Blood Cancer 58 : 210-215, 2012
98) Simeon JG, et al : Adolescent depression: a placebo-controlled fluoxetine treatment study and follow-up. Prog Neuropsychopharmacol Biol Psychiatry 14 : 791-795, 1990
99) Emslie GJ, et al : A double-blind, randomized, placebocontrolled trial of fluoxetine in children and adolescents with depression. Arch Gen Psychiatry 54 : 1031-1037, 1997
100) Emslie GJ, et al : Fluoxetine for acute treatment of depression in children and adolescents: a placebo-controlled, randomized clinical trial. J Am Acad Child Adolesc Psychiatry 41 : 1205-1215, 2002
101) March J, et al : Fluoxetine, cognitive-behavioral therapy, and their combination for adolescents with depression: Treatment for Adolescents With Depression Study(TADS) randomized controlled trial. JAMA 292 : 807-820, 2004
102) Goodyer I, et al : Selective serotonin reuptake inhibitors(SSRIs) and routine specialist care with and without cognitive behaviour therapy in adolescents with major depression: randomised controlled trial. BMJ 335 : 142, 2007
103) Gibbons RD, et al : Benefits from antidepressants: synthesis of 6-week patient-level outcomes from doubleblind placebo-controlled randomized trials of fluoxetine and venlafaxine. Arch Gen Psychiatry 69 : 572-579, 2012
104) Emslie GJ, et al : Fluoxetine treatment for prevention of relapse of depression in children and adolescents: a double-blind, placebo-controlled study. J Am Acad Child Adolesc Psychiatry 43 : 1397-1405, 2004
105) Emslie GJ, et al : Fluoxetine versus placebo in preventing relapse of major depression in children and adolescents. Am J Psychiatry 165 : 459-467, 2008
106) Wagner KD, et al : Efficacy of sertraline in the treatment of children and adolescents with major depressive disorder: two randomized controlled trials. JAMA 290 : 1033-1041, 2003
107) Braconnier A, et al : Paroxetine versus clomipramine in adolescents with severe major depression: a double-blind, randomized, multicenter trial. J Am Acad Child Adolesc Psychiatry 42 : 22-29, 2003
108) Keller MB, et al : Efficacy of paroxetine in the treatment of adolescent major depression: a randomized, controlled trial. J Am Acad Child Adolesc Psychiatry 40 : 762-772, 2001
109) The Research Unit on Pediatric Psychopharmacology Anxiety Study Group : Fluvoxamine for the treatment of anxiety disorders in children and adolescents. N Engl J Med 344 : 1279-1285, 2001
110) Riddle MA, et al : Fluvoxamine for children and adolescents with obsessive-compulsive disorder: a randomized, controlled, multicenter trial. J Am Acad Child Adolesc Psychiatry 40 : 222-229, 2001
111) Whittington CJ, et al : Selective serotonin reuptake inhibitors in childhood depression: systematic review of published versus unpublished data. Lancet 363 : 1341-1345, 2004

112) Healy D : Lines of evidence on the risks of suicide with selective serotonin reuptake inhibitors. Psychother Psychosom 72 : 71-79, 2003

113) Jureidini JN, et al : Efficacy and safety of antidepressants for children and adolescents. BMJ 328 : 879-883, 2004

114) U.S. Food and Drug Administration : Worsening Depression and Suicidality in Patients Being Treated With Antidepressants. U.S. Food and Drug Administration, 2004　http://www.fda.gov/Drugs/DrugSafety/PostmarketDrugSafetyInformationforPatientsandProviders/ucm161696.htm

115) U.S. Food and Drug Administration : Suicidality in Children and Adolescents Being Treated With Antidepressant Medications. U.S. Food and Drug Administration, 2004　http://www.fda.gov/Safety/MedWatch/SafetyInformation/SafetyAlertsforHumanMedicalProducts/ucm155488.htm

116) Hammad TA, et al : Suicidality in pediatric patients treated with antidepressant drugs. Arch Gen Psychiatry 63 : 332-339, 2006

117) U.S. Food and Drug Administration : Briefing Document for Psychopharmacologic Drugs Advisory Committee, December 13, 2006. U.S. Food and Drug Administration, 2006　http://www.fda.gov/AdvisoryCommittees/CommitteesMeetingMaterials/Drugs/PsychopharmacologicDrugsAdvisoryCommittee/ucm418704.htm

118) Leon AC : The revised warning for antidepressants and suicidality: unveiling the black box of statistical analyses. Am J Psychiatry 164 : 1786-1789, 2007

119) U.S. Food and Drug Administration : Antidepressant Use in Children, Adolescents, and Adults. U.S. Food and Drug Administration, 2007　http://www.fda.gov/Drugs/DrugSafety/InformationbyDrugClass/UCMO96273

120) Bridge JA, et al : Clinical response and risk for reported suicidal ideation and suicide attempts in pediatric antidepressant treatment: a meta-analysis of randomized controlled trials. JAMA 297 : 1683-1696, 2007

第6章

子どものこころのケア

　子どもが病気になると，病気による身体的なつらさだけではなく，服薬や検査などの治療の苦痛やストレスを抱えることになる．さらに入院となると，慣れない環境や見知らぬ人に囲まれて生活することへの不安，行動制限に対する不満など，日常生活とは大きく異なった生活を強いられる．病気になった子どもが受けるストレスはさまざまであり，その反応も子どもによって異なる．ここでは，病気の子どもに対して日頃から医療者が実践すべき精神的ケアのありかたと問題の現れかた，およびその対応についてまとめる．続けて，子どもが病院で体験するあらゆる出来事に対して"こころの準備"をするのを手助けするために重要な"プレパレーション"の要点についても概説する．本章で扱う内容の基礎的事項として，コミュニケーションについて理解を深めておく必要があるが，これは第1章（1頁）で解説している．また，精神症状への対応については第5章「精神症状の緩和」（75頁）で扱っている．

I 病気の子どもに対する精神的ケア

1. 信頼関係を構築する

ⓐ 一定したケアを維持する

　入院生活ではケアの内容やケアをする人が一定しないため，子どもは周囲の大人に対して信頼感や安心感をもちにくい．特に，言語的な説明を理解しづらい低年齢の子どもは，自分がどう扱われるかということに見通しが立ちにくく，不安を強めやすい．そのため，できるだけ統一したケアを提供することで子どもに見通しをもたせ，安定したリズムで入院生活を過ごせるよう配慮する．

ⓑ 遊びを介入手段として用いる

　子どもにとっての"遊び"は，発達を促進させるばかりではなく，コミュニケーショ

ン手段として有効な役割をもっている．特に幼児期の子どもは，年長の子どもよりもはるかに医療処置に苦痛を示し，パニック，かんしゃく，引きこもりなどの反応が表れやすい．そのため，処置を行う前にスタッフが子どもと遊んだりおしゃべりしたりすることで，信頼関係を確立し，治療上の連帯感を強めることが重要である．

ⓒ 自己決定を促す

年長の子どもに対しては，治療に対する意思決定の過程に子どもが参加できるようサポートするべきである．しかしなかには，あたかも他人事のように淡々と説明を聞き，受身的に応じる子どももいる．また，しばしばコンプライアンスの問題も浮上する．受身的な態度やコンプライアンスの問題は，強い不安から自分を守るためにとっている反応であることが多い．子どもの受身的・回避的な態度を責めたり，ましてや大人だけで勝手に話を進めたりすることは子どもに不信感を抱かせるため避けなければならない．また，医療者が子どもに対して敬意と関心を示すことは，子どもの自尊心を支え，病気と向き合うことを助ける効果がある．

2. 発達を促進させる

ⓐ やりとり遊びや身体・手先を使う機会を多くもたせる

子どもは，制限の多い入院生活を送るなかで経験不足になりやすく，運動面・精神面・社会面などの領域においても発達の停滞や退行が生じる可能性がある．特に乳幼児期の子どもに対しては，医療者が抱っこしたり話しかけたりして，やりとり遊びの機会を多くもつことで，安定した情緒や社会性を育てることが非常に重要である．また，子ども自身にできるだけ身体や手先を使う機会を与え，運動機能を伸ばすような配慮をすることが望ましい．

ⓑ 身辺自立を促す

治療中であっても，できる限り発達段階に見合った身辺自立が可能となるように，子どもと家族をサポートすることが必要である．"自分のことは自分でできる"という自己コントロール感を味わうことは，子どもの情緒面や社会性の発達においても重要である．

獲得したはずの身辺自立が治療中うまくできなくなることについて，子どもはそれが病気や治療のせいと理解できず，自分の失敗や不適応のためだとみなしてしまうおそれがある．このことは，子どもの不全感や自信のなさを増幅させ，結果的に大人への依存を強めることにつながりかねない．治療中は誰にでも起こりうることであり，子どもには何の非もないことを伝え，丁寧で温かいケアを続けることで安心感を与えるよう配慮する．

3. 子ども同士の交流を支援する

　子ども同士の交流は，社会性の発達を促進させるだけでなく，他児を模倣して新しいことや苦手なことにチャレンジする意欲を向上させる効果がある．

　特に学童期以降の子どもにとって，病院の内外で友だちとの関係を維持させることは，子どもの社会性や情緒の発達に非常に重要である．病院内の友だちは，遊びを通して気分転換する相手となるだけでなく，病気や治療と向き合う意欲を支える存在となりうる．また，病院外の友だちが"自分のことを待ってくれている"と感じることは，子どもの孤立感を和らげ，病気に打ち勝とうという気持ちを強める．

　また，親からの精神的自立を図ろうとし始める思春期以降の子どもにとっては，親以上に友達の存在が重要になるケースが多い．子どもが一番のかかわりを求めている相手が誰なのかを把握するよう努め，関係が維持できるよう支援する．病院内の友だちは，思春期の子どもにとって同じつらさをわかりあえる存在として特に重要だが，よい意味でも悪い意味でも互いに影響を受け合い，傷つきやすい時期でもあるので，周囲の見守りが必要である．

4. 学習の機会を保証する

　長い入院生活のため学校からしばらく離れることや，それに伴い学習に遅れが生じることは，子どもに自信のなさや疎外感を抱かせ，結果的に何に対しても意欲がもてず，無気力になったり回避的になったりすることにつながるおそれがある．そのため，入院中でもできる限り学習の機会を保証し，子どもの自信や意欲を育てることが重要である．

　小・中学生であれば院内学級の利用が可能である．院内学級での学習を有意義なものにするためには，病気の種類や病状，発達段階，病気に対する自己管理などの実態に応じて，個々の子どもに見合った指導計画を作成する必要がある．そのため，院内学級の教員と医療者との情報交換，連携が非常に重要である．

5. ボディイメージの変化に配慮する

　幼児期・学童期の子どもは，病気の子どもの身体的な変化を率直な言葉で表現しやすいため，からかいやいじめにつながることもある．これにより，病気の子どもは疎外感や不全感を抱くようになり，対人関係に回避的になってしまう危険性がある．

　また，思春期・青年期の子どもにおいては，ボディイメージの変化による影響が特に深刻で複雑である．この時期の子どもは，"自分とはどのような存在か"について考えるようになる．過剰に周囲の目を意識したり，親友と"同じ"であることをこころの支えにしたりしながら，自分自身と向き合うという難しい課題に取り組んでいく．そ

のような時期の子どもにとって，ボディイメージの変化は挫折であり，脅威でもある．
　身体的変化が一時的なものであれば，その理由（薬などの副作用など）と改善する見通しについて説明する．たとえ身体的変化が永続的なものであっても，"あなたがあなたであることに変わりはなく，あなたらしさを尊重しサポートし続ける"ということを子どもに保証する．医療者は，子どもがボディイメージの変化に対してどのような不安を抱いているか把握し，その不安を和らげる具体的な対処法について，子どもや家族と話し合うよう努めることが大切である．

II　年齢による精神的問題の現れかたとその対応

1. 幼児期

　年齢が低い子どもほど，ストレス反応は行動の問題として現れやすい．治療の必要性がまだわからないために内服や治療に時間を要したり，治療や検査に協力的に応じることができず，泣いたり暴れたりすることもある．また，体調の悪さや治療の不快感を泣くことや激しいかんしゃくを起こすことで表現し，自分の欲求を親に満たしてもらうことで安心感を得る．しかし，その欲求を満たしてくれるはずの親と分離をすることに強く不安を感じ，親と離れる分離の場面ではひどく泣いたり激しいかんしゃくを起こしたりすることも多い．また，すでに獲得していた生活習慣ができなくなったり，年齢よりも幼い行動で自己表出をしたりするなどの退行現象も認められる．さらに，あまりにも現実が苦痛なものとなると，空想に浸ることで，苦痛から回避しようとすることもある．強いストレスにおかれると，現実と空想が混乱してしまう場合もある．

　この時期には，家族のサポートが必須である．面会できるように調整をしたり，一緒に過ごせる時間を確保したりする．また，医療者も子どもと一緒に遊んだり，スキンシップをはかったりして，安心できる人であることを伝える．必要なときには，ただ甘えさせるのではなく，医療者が主導権をとり，すべきことは頑張るように促し励ます．子どもの嫌がることを先延ばしにしすぎると，子どもはいつまでも不安や不快を感じ続けることになるからである．できたときにはしっかりと賞賛を与えることで子どもの自尊心が高まり，「次も頑張ろう」という前向きな気持ちをもつことができる．また，子どもが自律してできるという，年齢相応の発達課題を獲得する喜びをもつことにつながる．

2. 学童期

　学童期になると理解力が増し，治療の意味や必要性を徐々に理解できるようになる．一方で，子どもは病気の発症や入院の体験を通して，"今までの自分とは違う""普通ではなくなった"と感じ，自分に対する不全感や社会と切り離された孤独感をもつ．病気である自分は受け入れがたく，周囲に対して劣等感を引き起こすこともある．また，病気になったことに対して，家族に迷惑をかけていると感じて罪悪感をもつことも多い．この時期には，医療者に対する直接的な拒否や攻撃は少なくなるが，身体化症状を訴えることで不安や苦痛の表出をすることが増える．その身体化の背景には，言語化能力がまだ十分でないことや，劣等感や罪悪感を抱えながらなんとか周りの期待に応えようと葛藤するなかで，自分の本当の気持ちに気づかないままとなっていることがある．社会性の成長に伴い，幼児期のような素直な感情表出を抑圧していることもある．

　医療者は，病気は誰のせいでもないことを伝え，必要な情報はその都度丁寧に繰り返し説明をすることで，不安を少しでも和らげる．子どもの不安や不満の表出を防げず，感情表現ができるような時間と環境を確保する．子どもの抱えている怒りやつらさを代弁したり，共感したりすることも身体化症状の軽減につながる．また，病気の発症前からできていた日常生活のさまざまな営み（生活習慣，遊び，コミュニケーションなど）を認め，促し，継続させることが必要である．そうすることで，子どもは病気でありながらも，「自分でできる」といった有能感をもつことができる．子どもが自己評価を低下させることなく，自分の力で成し遂げることのできる経験，例えば，院内での学校や保育での活動や人とのかかわり，服薬や検査を乗り越えるといった治療を通しての達成感などを支援することが，この時期には重要である．

3. 思春期・青年期

　この時期の子どもは，さまざまな人との出会いや経験を通して，自分自身の価値観を作り上げながら大人へと成長していく．大人に反発をしたり，周りからの評価を気にしたりと思い悩みながらも自己肯定感を獲得することが課題である．この時期に病気になることや入院をすることは挫折感や不全感をもつことになる．自己否定や将来の希望の喪失にもつながり，投げやりな態度や無気力となること，治療や服薬を拒否することもある．さらにこの時期は自分自身や対人関係に葛藤を抱きやすく，不安や抑うつなどの精神的不調を訴えるケースも増える．大人からの自立を求め，関係がとりにくくなる時期でもあるため，医療者や家族への感情表出を避け，声をかけても無視したり背を向けたりすることも多い．苦痛が大きいときにはふさぎ込み，話をすることを拒否することもある．また，大人のささいなミスや態度を攻撃し，怒りをぶつけてくることもある．

この時期になると理解力は大人に近いレベルとなる．親を介して説明するのではなく，子ども自身にも病気や治療の説明をすることで，本人が中心となって治療に取り組めるように意識をさせる．子どもがやるべきことを行い，医療者に自分の体調などの必要な情報を正確に伝えることができているのであれば，侵入的にならずに頑張りを評価しつつ，そっと見守ることも必要である．子どもと適度な距離を保ちつつ，さりげなく子どもの頑張りを評価する．子どもが話したくなったらいつでも聞く用意があることを伝えておくことが望ましい．子どもが怒りを医療者にぶつけたときには，病気・治療に対する不安や不満が攻撃として表出されていると理解し，子どもを責めたり避けたりすることなく，その感情に寄り添い冷静に対処する．もし，自傷行為がみられたり，うつ状態がひどくなったりする場合には専門家に相談をする必要がある．

〈堀上瑞恵，澤田眞智子，山本悦代〉

文献

1) 氏家　武：病気がもたらす子どもの精神発達への影響．奥山眞紀子（編）：病気を抱えた子どもと家族の心のケア．pp20-28，日本小児医事出版社，2007
2) Rowland JH：発達段階と適応―小児と青年モデル―．Rowland JH，他（編），河野博臣，他（訳）：サイコオンコロジー　がん患者のための総合医療3．pp3-24，メディサイエンス社，1993
3) 丸　光恵，他（監）：トータルケア．ココからはじめる小児がん看護―疾患の理解から臨床での活用まで．pp250-307，へるす出版，2009
4) Pfefferbaum B：小児がんとその治療における一般的精神障害．Rowland JH，他（編），河野博臣，他（訳）：サイコオンコロジー　がん患者のための総合医療3．pp25-41，メディサイエンス社，1993
5) 小川朝生，他（編）：精神症状とその対応．精神腫瘍学クイックリファレンス．pp45-87，創造出版，2009
6) Stuber ML，他：終末期の小児患者への精神的援助．Chochinov HM，他（編），内富庸介（監訳）：緩和医療における精神医学ハンドブック．pp273-283，星和書店，2001
7) 淀川キリスト教病院ホスピス（編）：精神的ケア．緩和ケアマニュアル，第5版．pp175-205，最新医学社，2007
8) 前川喜平，他（監）：小児がん患者への精神的ケア―実践報告を中心として．日本小児医事出版社，1995

III　プレパレーション

　入院，診察，処置，検査，手術，病院生活，退院など，子どもが病院で体験するあらゆる出来事に対する"こころの準備"をプレパレーションという．

　田中は「プレパレーションには，マニュアルがあるわけではないため，小児医療における道徳的・倫理的行為であるということを常にこころにとどめておく必要があります．プレパレーションとは要するに，親と子どもを含めた病気や検査および治療の十分な説明と，子どもへの積極的アプローチであり，疾患に対する姿勢を子どもとと

もに考える，子どもの人権を尊重した医療ということなのではないでしょうか．」と述べている（田中恭子，他：プレパレーションガイドブック．p35，日総研出版，2006）．

　この"こころの準備"は，親，医師や看護師などの医療者，検査技師，チャイルド・ライフ・スペシャリスト（CLS：Child Life Specialist）やホスピタル・プレイ・スペシャリスト（HPS：Hospital Play Specialist），子ども療養支援士（CCS：Child Care Staff）などにより，子どもの発達心理・身体的アセスメントが行われた後，その子どもの認知発達段階に合わせた方法により，出来事を「体験する前」「体験している最中」「体験した後」の3段階で継続的に行われる必要がある．一般にプレパレーションという場合（広義のプレパレーションを指す場合），これらの段階に応じた3つの内容，①医療行為など出来事の説明を遊びを交え事前に行う狭義の「プレパレーション」，②処置などの出来事の最中に行われる「ディストラクション」，③検査や治療などの出来事が終わった後の「事後のかかわり」で構成される．

　子どもにこれらのプレパレーションを適切に行うことができれば，子どもがもっている力や頑張りを最大限に引き出す大きな手助けとなる．その頑張りは，子どもが疾病から回復する原動力・生きる力になり，子どもにとっての病院での経験を否定的なものから肯定的なものに変えることにもつながる．

　プレパレーション実践の際に必要となる事項を次に説明する．

1. (狭義の) プレパレーション

　プレパレーションの第1段階として，検査や処置・治療などの出来事を"体験する前"に行われる．子どもは大人と同様に，よく知っていて理解できるものよりも，曖昧で不確実なものを恐ろしいと考え，また，予測できるストレスより，予測できないストレスによってもっと混乱する傾向にあることが示されている．これに基づくと，検査や処置，治療などの出来事の内容についてあらかじめ説明し，理解を深めてもらうことにより，出来事に伴う苦痛の軽減が期待される．ただ単に出来事の内容を説明するということではなく，子どもがこれから直面し体験する事態にその子なりに立ち向かい，乗り越えられるように子どもの対処能力・頑張りを引き出していくような内容・方法で説明を行うことが重要である．

　さらに，プレパレーションは非薬物的疼痛緩和としても周知されつつある．治療が始まった当初，子どもは何が起こるかわからない不安と恐怖による緊張の高まりから，痛みの閾値が下がり，刺激に非常に敏感な状態になっている．しかし，病院でこれから体験する痛みを伴う医療行為に対する理解を促し，意欲を増進させ，一緒に乗り越えるための援助をすることにより，痛みを客観的にとらえ対処する意識が生まれ，痛みの閾値を上昇させることができる．

ⓐ 目的

- 子ども自身が，自分の置かれている状況や，これから受ける医療やこれまで受けてきた医療についての理解を深められるようにする．
- 子どもの年齢・認知発達段階に合わせて，理解可能な言葉や方法での説明や疑似体験により，これから体験する出来事に対する情報を子どもに与える．
- 子どもが自分の気持ちを表せるよう促す．
- 子どもが医療行為に対して抱いている誤解や空想をただす．
- いやなことを意識的に乗り越える方法を一緒に見つけだし，子どもがそれを自分のものにできるような機会を与える．
- 長期・短期の入院による精神面への影響を減らす．
- 疾病からの回復を早める．
- 子どもと病院スタッフとの信頼関係構築を促す．
- 子どもが自身の経験をより肯定的なものととらえ，意義を見いだすことができるように支援する．

ⓑ 子どもと子どもを取り巻く状況のアセスメント

プレパレーションを実施する前に，子どもと子どもを取り巻く状況をアセスメントすることが重要である．またその際，事務的にただアセスメントするのではなく，子どもと信頼関係を築けるように留意する．子どもとの自由な遊び・会話の時間をとり，リラックスできる状況を作り出せるように配慮する．

> **アセスメントの項目**
> - 年齢（生活年齢と認知発達年齢，そのギャップは？）
> - 不安や恐怖の強さ（性格や気質も含む）
> - 理解力，コミュニケーション力はどの程度あるか
> - 過去の病院・医療での経験
> - 今までに医療行為に対して取り組んだ対処方法
> - 子どもが何を心配しているか，どの程度状況を理解しているか
> - 家族が疾患や治療に関してどの程度子どもに話しているか
> - 文化的背景，言葉

ⓒ プレパレーションをするにあたって留意すること

① 家族への配慮

- プレパレーションの意義についての家族の理解度を把握する．
    ⇒プレパレーションの重要性を伝える．
- 家族が不安・心配に思っていることについても把握する．

表6-1　年代別プレパレーションのポイント

年代	プレパレーションのポイント
乳児（1歳未満）	・親のサポートをすることを通して，子どもの恐怖や不安を緩和する
幼児期前半（1～3歳）	・両親がかかわれるようにする ・処置の手順について説明するよりも，人形やぬいぐるみを用いて，子どもが見るもの，感じることなど，子どもが処置や検査を通して体験するであろうことについて話す ・仲良くなって，ディストラクションを中心に不安や恐怖を軽減する
幼児期後半（3～5歳）	・親が同席する ・処置や検査を説明するのに，写真ブック，メディカルドール，実際に使う医療機器，術着，マスクや帽子などを用いるのもよい ・粘土遊び，お絵かきなどで身体の位置関係などを知るのもよい ・親を巻き込みながらプレパレーションを行う ・手術室ツアーなど疑似体験，模擬体験をするのもよい
学童期（6歳以上）	・親が同席するかどうか子どもが選択する ・写真ブックやメディカルドール，実際の医療機器を使って説明するのもよい（見えないものは見せなくてよい） ・子どもからの質問に答え，誤った解釈は修正する ・感情の表出を促し，積極的にプレパレーションに参加できるようにする ・処置中に気を紛らわすことのできる，子どもが好きな方法について話し合う ・子どもがどのように理解しているかを知るために，行われる処置や検査について子どもに質問してみる ・子どもの恐怖感や誤った解釈に注意を払う ・病気になったことや入院は，誰のせいでもないことを強調して伝える
思春期（11歳以上）	・親が同席するかどうかは子どもが選択する ・処置に対する科学的なアプローチについて，身体の解剖と生理とあわせて説明する ・処置に関するデモンストレーションやリハーサルができる機会を作る ・プライバシーを保持する ・身体の不完全さに敏感な年代であるため，言動に注意する

（田中恭子，他：プレパレーションガイドブック．pp71-72, 日総研出版，2006 より作成）

- プレパレーションをすることで，かえって子どもの不安が増すという，家族の誤解を解く．
  ⇒家族に詳しい説明をする．または，家族に先に説明をする．
- 家族関係について把握する．

2 プレパレーションに向けての準備（表6-1）

- プレパレーションを行うタイミングはいつがよいか（例えば，幼児の記憶は2, 3日といわれているため，それ以上前にしても効果的ではない）．
- プレパレーションを受ける子どもの人数…個別が最も有効．
- 場所…安心できるところ，気が散らないところ．
- 時間…十分な時間を確保する．一度に理解・集中ができない場合，何回かに分けて行う．
- 道具…会話，写真ブック，医療器具，メディカルドールなど．

3 説明のしかた

- 真実を伝える．できれば本物の医療機器を使用する．
- 医療行為の内容，所要時間，麻酔の効用，家族の居場所など，1つひとつ恐怖感を

　　　　取り除けるよう具体的に伝える．
　　・明確で矛盾のない，簡潔な伝えかたをする．子どもと家族が用いる言葉と表現を用いるようにする．

4 子どもの気持ちに対する配慮
- 子どもが何に不安を抱いているか把握する．
- 説明に対して，子どもからも質問するように働きかける．
- 子どもの気持ちを受け入れる（おそれや不安は正常な反応であるなど）．
- 子どもにとっての医療行為の意味に気づく（眼，生殖器部，肛門部など，部位によっては，子どもに特別な感情を喚起することがある）．
- 対処方法について一緒に話し合う．
- 子どもが理解できないプレパレーションは，かえって不安や恐怖を生むので注意する．

d プレパレーション実施例

①日常的な会話から始め，必要であれば遊びを交え，子どもをリラックスさせる．
②入院，手術，検査，処置などを受ける理由を知っているか，聞いてみる．
③もっとよくなるため，もっと元気になるために必要であることを伝える．
④どのようなことが起こるか，その内容を一緒に見てみようと誘う．
⑤プレパレーションブックや医療機器・模型などを使い，一方的にならないように問いかけることで，子どもが理解できているかどうかを把握しながら説明する．
⑥やるべきことは何か（じっとしておく，息を吐くなど），どうやってするかを一緒に考える．
⑦必要であれば，一緒に練習してみようと誘う．
⑧必要であれば，親にも介入してもらい，「上手だね」「できたね」など一緒に褒めることも大切．
⑨本人が納得するまで，できる限り対応する．
⑩すべきことは何かを質問し，再確認する．
⑪質問がないか，「一緒にできるかな？」などと問いかけ，「先生や技師さんも応援してくれるから，一緒にやろうね」と伝えて終わる．

2. ディストラクション

　恐怖や疼痛を伴う処置による苦痛を緩和するために，ほかの何かに注目・焦点を合わせることによって，痛みや不安を軽減するためのものである．恐怖により疼痛が増強することは一般にみられることであり，ディストラクションを行うことにより，疼痛の程度も軽減することができる．自然と何らかのディストラクションを行っている

表6-2 年代別ディストラクションのポイント

年代	ディストラクションのポイント
乳児（1歳未満）	・この年齢の子どもは，時間の感覚がなく因果関係がわからない ・親や知っている人の存在が子どもを安心させる 　＜具体例＞処置部との間に鏡などを立てる．刺入の直前に，五感を刺激する音や色を提示する．刺入の瞬間に鏡のほうに向き直った子どもに，親やよく慣れた人が鏡のなかからあやす
幼児期（1〜5歳）	・2歳以下の子どもには，気を紛らわす方法がよい（五感を刺激するもの　見る，触る，音が出る，香るなど） ・こちらが誘導しやすいものを使う ・母親と一緒に遊ぶ（母親は安全基地） ・短期的に完結するものがよい 　＜具体例＞探し絵本，しりとり，シャボン玉，触ると動いたり音が出たりする玩具，よく知っている歌を歌う
5〜7歳	・気を紛らわすこと，リラクゼーション，空想が効果的 ・こちらが誘導しやすいものを使う 　＜具体例＞探し絵本，しりとり，DVD，なぞなぞなど
8歳以上	・気を紛らわすこと，リラクゼーション空想が最も効果的である ・年齢が高くなればなるほどリラクゼーションの方法を必要とするようになる ・時には，自分を疑う気持ちを抱いたり，コントロール感覚の喪失による悲しみが生じたりすることもあるため，配慮が必要 ・自分の意志で，ディストラクションに集中できるよう取り組むことをプレパレーション時にしっかり心に決めておく 　＜具体例＞例えば旅行の思い出などの詳細を話す，万華鏡をのぞく，自分の好きなヒーローやヒロインになることを想像する，話題を提示する，身体のある部分の力を抜くことなどに集中する

（田中恭子，他：プレパレーションガイドブック．pp72-73,日総研出版，2006 より作成）

ことも多い．

ⓐ ディストラクションに向けての準備

- 処置に関する情報を集める（処置についての所要時間，場所，誰が行うか，子どもの希望など）．
- 遊びやおしゃべりを通して，子ども・家族とよい関係を築く．
- 子どもの興味・趣味，集中できる時間の長さなどをアセスメントする．
- ディストラクションに家族が参加するか確認する．
- 誰がディストラクションを行うか，処置に関与するスタッフ全員に周知する．

ⓑ ディストラクションを行うにあたって留意すること

- 年代別に有効な方法を選択する（表6-2）．
- 複数人で行うと刺激が多すぎて，子どもが集中できず効果が得られないため，誰か1人が行うようにする．
- ディストラクションを行うタイミングとポジショニング（子どもに安心感を与えられ，かつ，効果的にかかわることができるような立ち位置）が重要となるため，注意深く計画する．

- 処置の最中，子どもの意識が患部に集中しないように，気持ちをどこに向けるか子どもと一緒に考え，そこに注意を意図的に集中できるような方法を選び，サポートする．
- ディストラクションは，子どもが夢中になれることで，できるだけ五感を使える方法がよい（子どもに選択させ，内容によってはリハーサルが必要）．
- 処置の最中，ボディランゲージやアイコンタクトを多用して，子どもに安心感を与える（立ち位置が重要）．

3. 事後のかかわり (postprocedural play)

遊びや会話を通して子どもの感情表出を促し，今回の医療体験を振り返り，検査，処置，手術などに対する誤解を解き，今回の医療体験で得た自信や対処方法を次の医療体験で応用できるように支援する．

- ごほうび，終了証書やステッカーを与えることで，子どもの達成感を強化する．
- ディストラクションに使用した対処方法の効果について，子どもと話し合う．
- 子どもが適切な行動をとれた場合は，十分ほめる．
- 処置後の気分を子どもが表現できるよう配慮する（言語化させるだけでなく，メディカルプレイも有効）．
- 今後また処置が必要なときのために，子どもと一緒に次回の計画を立てる．

(Guidelines for Professional Practice, National Association of Hospital Play Staff, 2002 より作成)

（後藤真千子）

文献

1) Vernon D, et al : The Psychological Responses of Children to Hospitalization and Illness. Thomas Books, Springfield, MA, 1965
2) 平田美佳：小児がんの子どものストレスコーピング．近畿小児がん研究会，2009
3) 田中恭子，他：プレパレーションガイドブック．日総研出版，2006
4) National Association of Hospital Play Staff : Guidelines for Professional Practice, NAHPS reg. C. No 1042599, Play preparation, 2002
5) Barnes P : 小児看護におけるプレパレーションの理論と実践：医学処置におけるこどもの心理的ストレスの緩和と遊び．神戸市看護大学 第8回国際フォーラム＆小児看護セミナー，2005
6) Hogg and Cooper, 2004

第7章

在宅ケア

 はじめに

　急性期の濃厚な治療は，症状や生命予後を改善することを目的とし一般に病院で行われる．一方，状態が比較的安定した慢性期の治療は長期間にわたることが多く，社会資源の有効活用の面からも，家族を中心とした本来の生活の場である自宅を療養の場所として選択することが多くなってきた．訪問診療や訪問看護の環境が整備されるのに伴い，自宅で酸素療法や人工換気療法などの高度医療を受けることも可能になっている．

　しかし，在宅ケアの対象となる患者数が成人と比較して小児では圧倒的に少なく，40歳未満では介護保険の対象とならないなど，小児領域における在宅療養制度の整備が十分ではない．経済面では公費負担制度を利用することでカバーされることが多いが，環境面で子どものケアが可能な訪問看護ステーションや訪問診療医が少ないことが問題である．在宅ケアへの移行の際に調整にあたる医療スタッフや家族の負担が大きく，結果的に実現が困難なことも少なくなかった．しかし，成人領域では在宅ケアが身近なものとして社会的な理解が進んだことにより，病院と在宅医療に取り組む地域の施設との情報共有や連携に力が注がれ，子どもが在宅ケアを受ける環境も整いつつある．

　成人同様，子どもたちにおいても，小児がんの病状が進行し，治癒を目指すことが困難と考えられた場合，残された貴重な時間を自宅などで過ごすことができる「在宅ケア」が大きな選択肢になる．しかし，入院中に多くの医療処置を必要としている状態では，子どもや家族は自宅に戻り在宅ケアを受ける選択そのものが思い浮かばないことがあるかもしれない．医療スタッフはそのような状況のなかで，在宅ケアに関する情報を適切に提供し，患者や家族の思いを受け止め，時には積極的な提案をしていく必要がある．

　訪問診療では，自宅に訪問した医師による医療処置が可能である．さらに訪問看護により，さまざまな身体的・精神的症状の評価や治療介入による症状緩和の効果判定，それに基づく訪問診療医とのやりとり，非薬物学的な症状緩和，清潔保持や家族から

の相談など多岐にわたり子どもや家族を援助することができる．

在宅ケアにより通学や遊びなどのさまざまな体験を大事にした，本来の生活に近い環境で援助することができる．これは，親としての役割を大きくサポートするものでもあり，在宅ケアの重要なポイントである．

在宅ケアに対する支援制度

2015年の時点では40歳未満は介護保険の対象とならず，小児が在宅医療を受ける場合，介護保険ではなく，健康保険を利用することになる．健康保険により費用の1～3割が自己負担となるため，高額の負担が問題になる．しかし小児では，乳幼児医療費助成，小児慢性特定疾病，自立支援医療などの助成制度により医療費の自己負担を軽減できる制度がある．また，車椅子や吸引器などが在宅で必要となった場合に補装具や日常生活用具が給付貸与される制度もある．

福祉制度は申請しなければ利用できず，また介護保険制度上のケアマネジャーも利用することができないため，病院の医療ソーシャルワーカー（MSW：medical social worker）や地域福祉課，保健師などが同様の役割を担い，医療福祉サービス利用に関して援助しなければならない．

在宅ケアへの移行・退院支援の具体的な流れ

1. 在宅ケアの情報提供・移行までの概略（図7-1）

病状が厳しくなってから初めて在宅ケアに関する情報を提供することは，子どもや家族が「病院から見放された」と感じるおそれがあるため，入院初期に情報提供を行っておくことが望ましい．あらかじめ情報提供をしておけば，子どもや家族に在宅ケアへの提案を行いやすくなるが，どのタイミングで行うか判断に注意する．

> ①入院初期に，病棟看護師は家族に患者支援センター*の案内を渡し，説明する．
> ②小児がん相談員は，対面で入院時点で必要な情報提供を行う．ほかの情報を得る場として「情報提供コーナー」を紹介し，在宅および緩和ケアに関する情報を提示する．
> ③積極的治療からQOLを重視する終末期への移行時期は主治医や受け持ち看護師が連携し判断する．

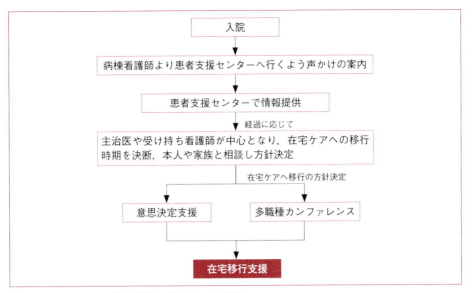

図7-1 在宅ケアの情報提供・移行までの概略

④在宅ケアの提案および説明は主治医が行う.
⑤患者や家族の在宅ケアに関する意思決定支援は受け持ち看護師が中心となり関係職種と連携して行う.
⑥主治医は患者の急変時の対応を家族と相談し明確にしておく.
⑦必要に応じて多職種カンファレンスを開催し,関係する職種との情報共有や連携について確認する〔情報発信は,職種を限定せず電子カルテの通知機能を利用し,主治医やQOLサポートチーム(QST:QOL support team)メンバー,受け持ち看護師などで自発的に行う〕.
⑧在宅ケアに向けての患者・家族への退院調整は,患者支援センターが中心となって行う.
⑨MSWが訪問診療および訪問看護ステーション契約の仲介を行う.

＊患者支援センター：院内における相談窓口の機能を有し,さまざまな職種のスタッフが対応している.スタッフの1人として,小児がん相談員(看護師)が,入院時から退院後の生活や療養に関することなど小児がんに関する情報の提供を行っている.そのほかにも育児に関することや成長・発達の問題などいろいろな相談を受ける窓口となっている.

2. 在宅ケアへの移行

　小児がんでは,初期治療で効果が十分に得られない症例や濃厚な治療を行った後の再発例は,治癒を目指すことが困難な難治症例と考えられている.小児がんの治療のほとんどは副作用の強い抗癌剤を使用したものであり,治療に伴い肉体的にも精神的にも大きな負担を伴う.難治性小児がんの治癒を目指す場合,通常よりもさらに高度な治療が必要となり,しかも,その期間は数か月にわたる.このような治療を行っても治癒が得られる可能性は高くない.病状と以降の見通しについて家族に正確に伝え

たうえで，在宅ケアにより病院から自宅に療養環境を移すことを考慮する．難治性小児がん以外でも，医療処置が退院の障害になっている場合には，在宅ケアによる自宅での療養を検討する．

入院中，在宅ケアに移行するにあたり，①在宅ケア移行時アセスメントと意思決定支援，②多職種カンファレンスでの情報共有と検討，③在宅移行支援，の過程を経る．以下，これらに沿って説明していく．

ⓐ 在宅ケア移行時アセスメントと意思決定支援

下記の項目について，主に受け持ち看護師がアセスメントを行い，問題点を明らかにするとともに，子どもや家族の希望を確認し，意思決定を支援する．

> **アセスメント項目**
> - 病状と今後の見通し
> - 本人や家族への説明内容・病状の理解・病状説明後の気持ち
> - 家族から本人へ説明する場合，その内容とそのときの本人の様子はどうだったか（きょうだいに伝える場合も）
> - 身体的苦痛や身体症状の程度
> - 精神的苦痛や精神症状の程度
> - 日常生活の自立度，介助の必要度，必要な医療ケア
> - 受けたい医療の希望は何か
> - 主たる介護者と負担の程度
> - 経済的問題，利用可能な公的助成制度はないか
> - 家族構成，家族内の人間関係，家族の性格，家族の健康状態，援助可能な親族の有無
> - 家族機能（家族のまとまり，家庭内で意思疎通はとれているか，つらい気持ちを分かち合えているか，感情のぶつかりはあるか）
> - 本人や家族が退院後にやりたいことはあるか，希望はかなうものか
> - 友達との関係や学校生活について
> - 看取りの体制
> - 在宅に対する意欲や自宅に帰りたいか
> - 不安の訴え

子どもや家族が，自宅に帰ることへの不安や葛藤を抱えるなか，医療スタッフはいつでも話を聞くことや必要に応じて再入院を検討することができることを伝えるなど，その時々の状況を確認し言葉かけを行っていく．

いったんは決めたことでも迷いはあること，その都度意思を確認・尊重する．また，自宅に帰ることを無理に進めないように注意する．家族にとって大切なのは，子どもと家族がどこでどのように過ごしたいかであり，その手段の1つとして在宅ケアがあげられる．

ⓑ 多職種カンファレンスでの情報共有と検討

ⓐでのアセスメントの結果をふまえ，多職種間で情報共有し，意見交換と検討を行う．病棟主治医，外来主治医，病棟看護師，外来看護師，患者支援センターの看護師（小児がん相談員）・MSW，臨床心理士，ホスピタル・プレイ・スペシャリスト，薬剤師，院内学級の教員，病棟の保育士，理学療法士，栄養管理士が構成員である．以下にあげる事項について検討・確認する．

> **多職種カンファレンスでの検討・確認事項**
> - 時間的な問題：患者の生命予後，在宅支援に向けた時間的な余裕がどのくらいか．
> - 必要な在宅医療福祉サービス：適切な訪問診療医や訪問看護事業所が利用可能かどうか，経済的問題の有無．
> - 家族の"看取り"に対する思いの認識．
> - 急変時の対応など家族と医療スタッフの考え方のすり合わせはできているか，再認識の必要はないか．
> - 在宅ケアを受けるためには退院する必要があることを家族が理解できているか．
> - 訪問診療と入院中との違いと補完を検討する．例えば，輸血やオピオイドの使用について限界があること，入院中と同じようにできないことを理解しているか．
> - きょうだいに対して，どのように，誰が説明しているか（するのか）．
> - 退院後の希望に沿うためには，どのようなことが必要になるか，それは実現可能か，実現可能に向けて支援できるか．
> - 退院後の外来フォローはどうするのか．

ⓒ 在宅移行支援

退院するまでに子どもや家族のさまざまな不安や問題点を解決する．退院後の生活へスムーズに移行できるように，以下の点に留意し在宅移行支援を行う．

> **在宅移行支援チェック項目**
> - 家族の希望もしくは必要とする医療ケアの指導：酸素療法，人工換気療法，浣腸，ストマの管理，スキンケア，ブジーなど．
> - 在宅に必要な物品を準備し，提供する．
> - 外泊により自宅の環境に慣れ，問題点を解決しておく（遠方で自宅に外泊できない場合は，ファミリールームやファミリーハウスを利用する）．
> - 患者支援センターや訪問診療医，訪問看護ステーションに情報提供し，カンファレンスを行う．
> - 患者支援センターは，訪問診療・訪問看護のスタッフと家族との面談の機会を設ける．
> - 急変時の対応について確認し，具体的にイメージをもってもらう．
> - 患者支援センターと病棟は，家族と相談し，退院日を決定する．

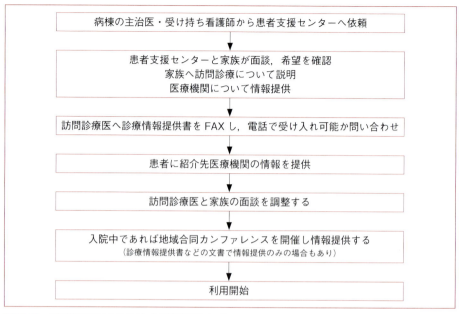

図7-2 訪問診療医の決定から利用開始まで

3. 訪問診療・訪問看護ステーションの選択と決定（図7-2, 図7-3）

　在宅ケア移行にあたり訪問診療や訪問看護が必要な状況でも，家族は子どものケアにかかりきりになるため，情報を集めて地域医療機関を探す余裕がないことが多い．小児在宅医療を引き受ける機関はまだ少ないため，患者支援センター内のMSWが援助する．

　患者支援センターでは，日頃から医師，看護師，MSWらが地域の医療機関を訪問するなどし，情報を集積している．訪問診療医を探す場合，例えば，地域の訪問看護ステーションや，保健所，保健センターに問い合わせることで，病院では入手できない地域医療機関の情報が得られることもある．小児科医会や医師会の患者紹介システムの利用，インターネットサイトから地域の医師会や，在宅療養支援診療所の一覧，日本在宅ホスピス協会の「末期がんの方の在宅データベース」（http://www.homehospice.jp/）などを情報源として活用する場合もある．

　訪問看護ステーションについては，インターネット上で，都道府県ごとに組織されている訪問看護ステーション協議会作成の事業所一覧には対応可能なサービス内容が記載されている．しかし，インターネット上の情報は更新されておらず最新のものではないこともあるため，その情報のみを家族に紹介する場合には注意が必要である．

　訪問診療医・訪問看護事業所の選択は病院スタッフがすべて行うのではなく，子どもや家族が選択・決定できるよう，できる限り複数の機関を紹介するように努める．しかし，多くのなかから選べるほど，地域の社会資源は豊富ではないというのが現状

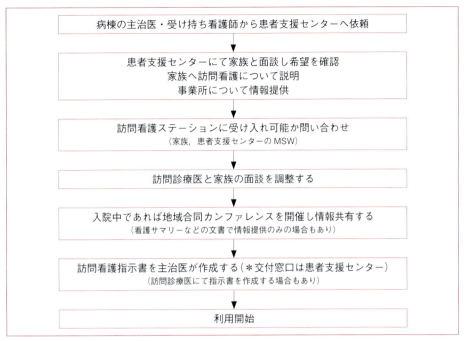

図7-3 訪問看護ステーションの決定から利用開始まで

であり，希望に添う機関が見つからないこともありうる．できる限り家族の希望に添った支援体制を整えられるように，病院と地域のネットワーク作りを日頃からしておくことが重要である．

　以上のとおり，地域医療機関に関する情報は，MSWが家族に紹介するほか，個々の機関に受け入れ可能かを問い合わせたりする．特に訪問診療医には詳細な病状説明が必要なため，主治医の作成した診療情報提供書をFAXで送信し，受け入れ可否の検討を依頼する．さらに先方に詳細な医療情報の提供が必要な場合は，主治医や受け持ち看護師に説明を引き継ぎ，受け入れ可否の判断をしてもらうことも多い．

　受け入れ可能な機関が見つかれば，家族に紹介し，MSWが家族と紹介先機関の利用前面談日を調整するか，家族から直接紹介先機関に連絡し相談してもらうこともある．こうして利用前面談で家族が説明を受け，納得を得た後導入する．

　子どもが入院中であれば紹介先機関と日程調整を行い，訪問診療医や訪問看護師，保健師などを交えて地域合同カンファレンスを病院で開催し情報を共有する．カンファレンスと同日に病院内で，紹介先機関と家族の利用前面談を行うことがある．訪問看護を利用する場合には，開始前に訪問看護指示書を主治医が作成する．訪問診療も入る場合には，訪問看護指示書は訪問診療医が作成する場合もある．

【在宅にうまく移行するために】

　なるべく早い段階で，訪問診療，訪問看護の担い手を探し，症状の緩和だけでなく

症状の進行による子どもや家族の生活変化に合わせた在宅ケアを行う．子どもや家族がこれからどのように残された時間を過ごしたいのか，どのように最期を迎えたいのか，十分に話を聞く時間をもちながら，よりよい選択ができるように支援を行う．

しかし，すでに子どもが切迫した末期の状態から訪問診療医や訪問看護師につながざるをえない場合，初対面の訪問診療医や訪問看護師が子どもや家族と信頼関係を築き，希望をくみとり，よいサポートを行うことが困難なこともある．そのため，在宅ケア移行前にその限界についても十分に確認しておく必要がある．また，在宅で看取りを考えたが，家族は不安で急に気持ちが変わる場合もあり，そのような場合に病院での看取りもできるよう，家族，訪問診療医，訪問看護師，病院スタッフが事前にしっかりと話し合っておく必要がある．

4. 退院後のフォロー・情報共有

退院前の地域合同カンファレンスにて，病院スタッフと訪問診療医，訪問看護師，保健師，就学児である場合は学校関係者などと情報共有を行う．退院後には訪問診療医の診療レポートにて経過の報告があり，訪問看護師からは訪問看護報告書が送られてくる．報告書は電子カルテに取り込み，病院スタッフで情報共有を図る．

再入院が必要な場合には，訪問診療・訪問看護からのサマリー情報とともに，外来での様子などが病棟に申し送られ，さらに必要に応じてカンファレンスにより情報交換する．子どもや家族の身体的・精神的状況について病棟スタッフと情報を共有することにより，入院後もケアを切れ目なく継続することができる．

〈峯一二三，石見和世，福地朋子，一ノ瀬由加，近藤 統〉

文献

1) 佐藤 智（編）：明日の在宅医療 第5巻 在宅医療・訪問看護と地域連携．中央法規出版，2008
2) 船戸正久，他（編）：医療従事者と家族のための小児在宅医療マニュアル．メディカ出版，2006
3) 前田浩利（編）：地域で支えるみんなで支える 実践！！小児在宅ナビ．南山堂，2013
4) 大阪府訪問看護ステーション協議会広報委員会（編）：訪問看護ステーションのご案内．2011

第8章

医療者のメンタルヘルス

　医療者のストレスはほかの業種に比べても高いといわれているが，医療者自身は自分のストレス症状を自覚しにくいことも多い．使命感や責任感，子ども・家族に対する献身的態度，業務を完璧に遂行しようという思いといったものは，どれも医療者にとって重要なものであるが，あまりにそれらが強すぎる人は知らず知らずにストレスをためやすく，また周囲にSOSを出しにくい傾向がある．医療者が自分自身のメンタルヘルスに注意を払い，心身ともに安定した状態を保つことは，子どもや家族にとって安全・安心なケアを提供することにつながる．まずは医療者それぞれが自分自身のストレスに気づき，適切に対処すること，また組織としてお互いをサポートし合えるシステムを整えることが重要である．

I 医療者にみられるストレス反応

　医療者にみられるストレス反応には，誰にでも起こりうる正常な反応から，精神科的コンサルテーションを必要とする症状まで，さまざまな度合いのものが含まれる．精神的不調が蓄積・悪化していくことを防ぐためには，早い段階で不調に気づき，適切に対処することが重要である．

1. 重篤な患者とかかわることによるストレス

　重篤な状態にある患者にかかわることは，どの医療者にとっても心身のエネルギーを消耗させる業務である．特に，まだそのような患者にかかわった経験が浅い医療者の多くは，不安，悲嘆，気分変調症状（感情の鈍化など）といった精神的不調をきたしやすい．それらの症状は，初期に急性反応として現れ，その後消失するが，3~4か月目に再びピークになり，6か月を超える頃になると精神的に安定してくるという，一連の経過を辿ることが多いといわれている．このような反応は誰もが経験しうるものであり，精神的不調をきたしていることに対して無力感や罪悪感を過度に抱く必要はない．この時期に自分自身の不調にきちんと向き合い対処することが重要であり，同

時に周囲からのサポートも不可欠である．

また，特定の患者と深くかかわりすぎることで葛藤が強くなっている場合や，医療者自身の個人的な問題（家族関係など）が重なっている場合は，不安や抑うつ感がいっそう強まりやすい．そのような場合は，自分の置かれている状況を客観的に見つめ，無理しすぎないよう特に心がけるとともに，信頼できる上司や同僚にも事情を伝え，配慮してもらうことが重要である．

2. 患者・家族に対する陰性感情

重篤な患者に限らず，患者・家族との日々のかかわりに慢性的にストレスを蓄積していく医療者も多い．患者・家族との交流が密になるほど，医療者のなかにさまざまな感情が喚起されることは自然なことであるが，そういった感情のなかに陰性感情も少なからず含まれる．例えば，医療行為に対する拒否や病棟のルールを守れない子どもへの怒り，親の養育態度が医療者の望むものと異なる（子どもを甘やかしすぎているなど）ことへの不満，医療者に対するクレームの多い親への嫌悪感，などがそうである．医療者は，自分自身がそのような感情を抱くのは自然なことであるという前提に立ち，陰性感情とどう向き合うかを考えることが重要である．

このような陰性感情は，患者・家族の前では表出を抑える必要があるが，いつも自分1人で抱え込んでいるとストレス状態の悪化につながる．そのため，陰性感情について医療者チームで表出し合える場を設けたり，スーパーヴィジョン，コンサルテーションを受けたりする機会をもつことが望ましい．

3. バーンアウト

バーンアウトは，対人援助職によくみられるストレス反応の1つである．患者とかかわりながらケアを行う医療者にもよくみられる．高い理想をもち，その実現のために日々努力をしているにもかかわらず，思いどおりの成果や期待した評価が得られないときに起こりやすい．

バーンアウトは次の3段階を繰り返し，その経過のなかで徐々に悪化していく．
①患者・家族とのかかわりのなかで，心身ともに消耗・疲労する
②さらなるストレスから身を守ろうと，淡々とした機械的な対応が増える
③職務・業務に対する達成感・充実感が得られなくなる

バーンアウトに陥ると抑うつ状態となり，さまざまな身体症状（頭痛・腰痛などの痛み，呼吸障害，不眠・不安，胃腸障害など）に加え，無気力・疲労感・自己嫌悪・無感情などの気分の変調が出現する．

以下にバーンアウト時によくみられる訴えや症状の例を記す．
・気分がひどく落ち込む

- 心身の消耗感が続き，気力がわかない
- 楽しいと思うことが少なくなり，興味・関心が低下する
- なにげない心配りがおっくうに感じる
- 業務・生活に対して意欲やモチベーションを感じない
- 職務・業務のことを思うと悲観的になったり，感情的になったりする

　使命感や責任感の強い医療者ほど，このような感情を抱いている自分自身の状況を否定し，周囲に知らせず1人で抱え込もうとしがちである．しかしそうすることで，結果的に症状の悪化を招き，離職につながる危険性もある．バーンアウト対策は個人レベルにとどまらず，組織レベルでも取り組む必要があるといえる．

4. 精神症状

　精神的不調が強かったり長引いたりしている場合は，気分障害（うつ），不安障害〔パニック障害，心的外傷後ストレス障害（PTSD：post traumatic stress disorder）など〕，強迫性障害，心身症などの精神症状を呈している可能性を考慮する必要がある．これらの精神症状は，日々の業務のなかでストレス反応が蓄積した結果生じることもあれば，個人的な問題などさまざまな状況要因が重なったために生じることもある．なかには，はっきりとしたきっかけや要因がわからないまま症状が進行する場合もある．

　症状のレベルや対応法については専門家の判断が必要となるため，精神科のコンサルテーションを受けることを検討するべきである．また，心身症に関しては，多くの身体疾患が心身症となりうるため，それがストレスからくる症状か否かを安易に判断するのを控え，医学的検査を受けることが望ましい．

　なお，精神症状を呈しているケースでは，本人よりも周囲が先に異変に気づき，周囲から本人に専門家への相談を勧める必要性も起こりうる．その際は，安易な励ましや「こころが弱いから」といった言いかたを避け，誰でもそのような症状が起こりうること，適切なケアを受ければ必ず回復できることを伝えるように配慮することが重要である．

II ストレスへの対処

　ストレスへの対処については，医療者が個人レベルで行うセルフマネジメントと，チームレベルでのサポートシステム作りがあげられる．医療者自身がメンタルヘルスの問題に積極的に取り組むことで，個人個人の内的な力が発揮されやすくなり，医療チームが活性化していくことにもつながる．

1. セルフマネジメント

ⓐ 肉体的，精神的な疲労度を把握する

医療者は自身の疲労や不調を軽視しやすい傾向がある．心身の疲労は早めに気づいて蓄積させないことが重要である．1つの目安として，厚生労働省が作成した『労働者の疲労蓄積度自己診断チェックリスト』を参考にするとよい（136頁, **資料6**）．

ⓑ 自分自身の感情・思考のパターンを知る

同じ医療者でも感じかたや考えかた，対処のしかたはさまざまであり，どんな場面でもそういった個人個人の傾向が出てしまうのは自然なことである．「このような相手には，いつもこういう感情を抱くなぁ」「こういう状況では，ついこのような対応をしてしまうなぁ」など，自分自身が陥りやすいパターンを知ることでストレス状況を客観視しやすくなる．またその際，ネガティブな側面ばかりでなく，自分自身が得意としていることや努力していることなどのポジティブな側面について目を向けることも非常に重要である．

ⓒ 自己評価を高める

「自分はダメだ」「自分は○○できない」など，自分についてマイナスの評価しかできない場合は，ストレスを感じる度合いが強くなる．一方，「自分はこれでよいのだ」「自分は価値ある存在だ」といった自尊感情や，「自分はよくやっている」「これからも大丈夫だ」といった自己効力感が高い場合は，ストレス状況に自信をもって立ち向かいやすくなる．何事も完璧に遂行しようと考えすぎると，それがなかなか達成されない場合に自己評価が低下しやすいので，自分なりに頑張ったことや工夫できたことを肯定的に認めるように意識することが大切である．

ⓓ コミュニケーション・スキルの向上

患者・家族との関係においてストレスが強い場合，コミュニケーション・スキルを磨くことでストレスが軽減されることが期待できる．コミュニケーション・スキルについては，第1章「コミュニケーション」（1頁）を参照されたい．

ⓔ 生活面における工夫

疲労を蓄積させないためには，仕事による負担を減らし，睡眠・休養をしっかりとる必要がある．時間外勤務が多い場合は，できるだけそれを削減することで，仕事による負担を減らすと同時に，睡眠・休養がとりやすくなる．

プライベートな時間には，積極的に気分転換を図ることが望ましい．気分転換の方法は人によってそれぞれであり，自分にとって一番心地よい・楽しいと思える方法で

よい.特に,適度な運動はストレス発散につながり,睡眠などの生活リズムも整いやすくなる.深呼吸やストレッチを行うだけでも,すっきりしてきてイライラや疲労感の減少に効果的である.

2. サポートシステムの構築

　チーム内で張り詰めた気持ちを分かち合える環境を作っていくことが,医療者1人ひとりの意欲を高めるのに有効である.お互いに患者・家族に対する強い情緒的反応を報告し合い,認め合えるような機会(カンファレンスなど)をもつことで,「このような感情を抱くのは自分だけではないんだ」と気づけたり,ほかのスタッフの考えかたや対応を参考にしたりすることができる.また,これまでの対応で各々が工夫したこと,うまくいったことをともに振り返り,成功体験を積み重ねることで,チーム全体のノウハウにしていくことが望ましい.チーム内で意見の相違が生じても,それをマイナスととらえて個人または少人数で抱え込むのではなく,チームで建設的に取り扱うよう配慮することが重要である.

　そのような,オープンでお互いを認め合える雰囲気作りを心がけることで,組織の力が強化され,患者・家族にとってもサポーティブな環境を提供することにつながると考えられる.

(堀上瑞恵,澤田眞智子,山本悦代)

文献

1) 浅利剛史:親に対して看護師の中に陰性感情が生じた場合.小児看護 35:300-305, 2012
2) Lederberg M:スタッフの心理的問題とその管理.Rowland JH, 他(編),河野博臣,他(訳):サイコオンコロジー がん患者のための総合医療3. pp105-120. メディサイエンス社, 1993
3) 丸　光恵,他:トータルケア.ココからはじめる小児がん看護―疾患の理解から臨床での活用まで. pp250-307. へるす出版, 2009
4) 吉本武史(編):看護現場のストレスケア―ナースだって癒されたい!!. 医学書院, 2007

第9章

死が近づいたときにできること

I はじめに

子どもが闘病期間を経て死が近づくときは，スタッフにとっても，苦しみや悩みの深くなる時間である．家族の不安や悲しみ，怒りなどの表出を受け止め，自分自身の悲しみや葛藤，無力感をコントロールしつつケアにあたることになる．このとき，子どもと家族の状況をもう一度見直すことで，巻き込まれ，追われるように死を迎えるのではなく，子どもを1人の人格として支え，家族とともに過ごす環境を整えてその時間を迎えることができるよう努めなくてはならない．

しかし，実際に子どもの死が近づいた際には，スタッフにもケアについてゆっくり考える余裕がないことが多い．そのような状況のなかで，重要なポイントを考え落とすことがないように，チェック項目形式でまとめたのが本章であり，教科書的な説明に多くを割いたこれまでの章とは性格が異なっている．ケアにあたる子どもに死が近づいたときに，本章を利用して，考えるべきことをチェックするためのものである．

II チェックリスト

"死が近づいたとき"とは，生命予後が日単位〜週単位と予測される状態，"臨死期"は，生命予後が数日〜数時間と予測される状態を想定している．

子どもと家族への実際の対応は，子どもの状態，予測される予後，意識の有無や活動可能な範囲，子どもや家族が状況をどのように理解しているかなどによって大きく異なるが，共通して確認すべき事柄を以下にあげている．

1. 身体の安楽

☐ 痛みや吐き気などの症状のコントロールはできているか

- [ ] 安楽な姿勢が保てるように工夫されているか
- [ ] 体動が十分にできない状態でも，安楽に過ごせるようなマットレス，寝具が選択されているか
- [ ] 室内の温度は，患者に合わせて整えられているか
- [ ] 床上の環境は整っているか（例：コード，ルート類によって患者の居場所が狭くなっていないか）
- [ ] 寝具は清潔で，汚染時には少ない負担で交換できるよう工夫されているか

2. 生活援助

- [ ] 身体の清潔は保たれているか
- [ ] 部分浴や部分清拭などで，清潔感やさわやかさを感じられるように援助しているか
- [ ] 衣服は清潔に保たれているか
- [ ] 口腔ケアや眼のケアはされているか

3. 治療・処置の再考

- [ ] 患者にとって苦痛となる処置について，必要性は十分に吟味されているか
- [ ] 患者の状態変化のリスクとなる処置について，必要性は十分に吟味されているか
- [ ] 必要以上の高カロリー輸液・ルーチン化された処置，過度のモニタリングはされていないか

4. 子どもらしい生活の見直しと援助

- [ ] 子どもが何をしたいか，誰と会いたいか，確認されているか
- [ ] 不可能と思われる希望であっても，実現の可能性を考慮されているか
- [ ] 食事制限や行動制限などは，子どもの希望に合わせて緩和が考慮されているか
- [ ] 生活リズムは守られているか（例：夜間の消灯，夜間の処置を減らすなど）
- [ ] 子どもの状態に合わせた遊びの提供はされているか
- [ ] 子どもの状態に合わせた学習の機会は提供されているか

5. 家族，面会者への対応

- [ ] きょうだいや祖父母の面会は許可されているか
- [ ] 家族以外，患者にとって大切な人の面会を許可するかどうか，考慮されているか
- [ ] 患者が会いたい人，会わせたい人を呼ぶように家族に声をかけたか

- [ ] 面会の範囲が拡大されている場合，それは家族に伝えられているか
- [ ] 面会の範囲が拡大されている場合，それはスタッフに周知されているか

ⓐ 同室家族への配慮

- [ ] 死が近づいていることについて，両親には伝えられているか
- [ ] 死までの時間をどのように過ごすか，両親の希望は確認できているか
- [ ] 両親のケア参加は促されているか
- [ ] 患者に触れ，話しかけるように促されているか
- [ ] 両親は，食事や休息をとれているか

ⓑ きょうだいへの配慮

- [ ] 患者の状態，死が近づいていることについて，きょうだいには伝えられているか
- [ ] きょうだいの面会は促されているか
- [ ] 病室内に，きょうだいが座って過ごせる場所は確保されているか
- [ ] きょうだいが病室内で過ごす場合，ゲームやマンガなど，気分転換をできるよう配慮されているか
- [ ] きょうだいのケア参加は考慮され，可能ならば促されているか
- [ ] 患者に触れ，話しかけるように促されているか
- [ ] きょうだいが何をしたいか，何を感じているか，両親とスタッフとの間で話題にされているか
- [ ] 面会やケア参加を強制されていないか
- [ ] 学校や習い事，遊びなど，きょうだいの日常生活は守られ，援助されているか

6. 家族にとっての環境

- [ ] 家族がいつでも，ゆっくりと患者に付き添えるような室内環境になっているか
- [ ] 同室家族が，夜間の処置や訪室に妨げられずに眠れる環境は整っているか
- [ ] 椅子，同室ベッドの配置などは，家族の居心地のよいように配慮されているか
- [ ] モニターや処置物品が，家族の生活や面会の妨げとなっていないか（例：輸液ラインの安全のため，家族が患者に触れられない状況になっていないか）

7. 臨死期に向けて準備

ⓐ 臨死期の状態の説明

- [ ] 死がどのように訪れるか，予測できることは家族に説明されているか
- [ ] 死前喘鳴について説明されているか

□ 聴覚は最後まで残っていることは説明されているか

❺ 家族の準備

　　□ 臨死期に家族が速やかにそろえるように，とるべき手段を促したか（例：仕事や学校を休むこと，ファミリーハウスの利用，交通手段の確保）
　　□ どのように死を迎えたいか相談したか（例：両親のみで静かに過ごす，抱っこをする，モニターの有無）

❻ スタッフの準備

　　□ 呼吸状態や循環動態が変化したときの対応（例：心肺蘇生コールをするかどうか，第1コールは当直医か主治医か）は確認されているか
　　□ 呼吸状態や循環動態が変化したときの対応は，スタッフに周知されているか

〔辻　ゆきえ〕

文献

1) 淀川キリスト教病院ホスピス（編）：緩和ケアマニュアル第5版．最新医学社，2007
2) 柏木哲夫，他（監），林　章敏，他（編）：死をみとる一週間．医学書院，2002
3) 財団法人がんの子供を守る会（編）：この子のためにできること　緩和ケアのガイドライン．財団法人がんの子供を守る会，2010
4) 宮林幸江：コミュニティケア臨時増刊号　ナースが寄り添うグリーフケア—家族を支え続けたい！日本看護協会出版会，2010
5) 恒藤　暁，他（編）：系統看護学講座別巻　緩和ケア．医学書院，2007

付録

資料1 疼痛評価スケール 各種

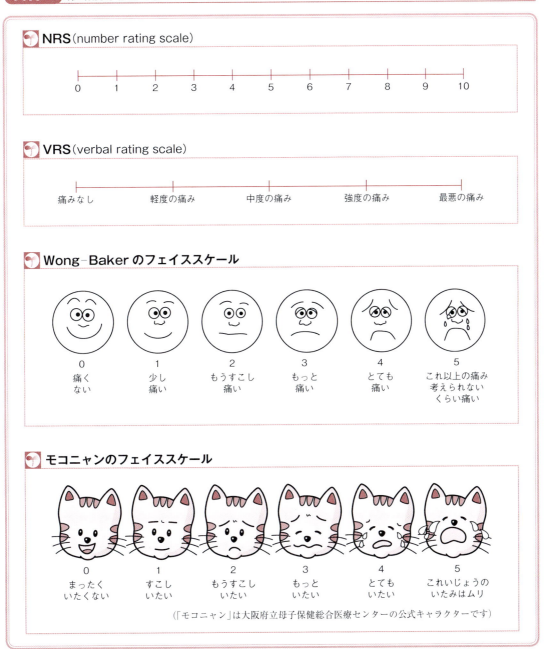

資料2　自己申告による痛み評価ツール（1）
VAS (visual analog scale)

1. 対象，適応
   5歳以上，学童期以上から成人まで
2. 使用方法

   |──────────────────────────────────|
   痛みなし   想像できる
                                       最悪の痛み

   ① 10 cmの線を示し，「左端が，痛みのない状態で，右端が，これ以上の痛みは考えられないくらいの痛みを表す」ことを，子どもに説明する（「痛みの温度計」という説明がされる場合もある）．
   ② 子どもに，自分の感じている痛みの強さを最もよく表していると思う線上の位置に，印をつけてもらう．
   ③ 線の左端から，子どものつけた印までの距離をmm単位で測り，その値をVAS値（＝痛みの強さを示す値）とする（cm単位で測り，10段階評価をするという方法もあり）．

3. 検討結果
   ・限界の痛みを体験したことのある臨床痛患者の痛み評価には，VASは有効な測定用具である．
   ・他の測定用具（McGill Pain Questionnaire，痛みの行動評価尺度，心電図，血圧，局所発汗量）と高い相関を示している．
4. 利点
   ・信頼性があり，痛み以外の症状（倦怠感，吐き気など）にも使える．
5. 注意点
   ・子どもが，「割合」を理解できていることが必要．特に，分数を習う前の幼児期〜小学校低学年には，口答のみでの評価は避ける．
   ・スケールの間隔と，子どもの感じる痛みの間隔が異なる可能性がある．
6. 類似の方法
   ・VRS（verbal rating scale）

   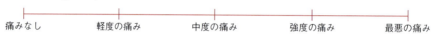

   痛みなし　　軽度の痛み　　中度の痛み　　強度の痛み　　最悪の痛み

   あらかじめ言葉に応じたスコアを決めておき，スコアを口頭で答えるという方法もあり．
   ・NRS（number rating scale）

   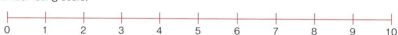

   0　1　2　3　4　5　6　7　8　9　10

   初めに説明すれば，「10のうち，どれくらい？」という問いで答えることができ，簡便．
   フェイススケールを使用経験のある子どもは5段階で答えている場合もあるので注意が必要．

資料3　自己申告による痛み評価ツール（2）フェイススケール

1. 対象，適応
   対象となる子どもの年齢層は，文献によって異なるが，Wong & Baker（1988）による初期の案では，「3歳以上」となっている．
2. 使用方法
   ①痛みの強さを説明する言葉を使いながら，それぞれの顔を指し示す．
   ②子どもに，自分の今の痛みを最もよく説明する顔を選び，近い数字を言ってもらう．

   Wong-Baker のフェイススケール

   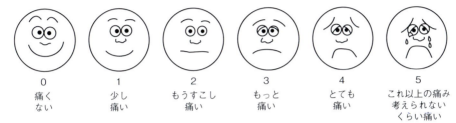

   モコニャンのフェイススケール

   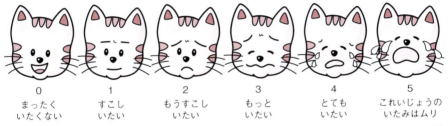

   （「モコニャン」は大阪府立母子保健総合医療センターの公式キャラクターです）

3. 検討結果
   - 痛みのあった出来事を思い出し，フェイススケールで表現させた調査では，「思い出した痛みのランキング」と，「フェイススケールで表現した痛みのランキング」の間には相関がほとんどないか，弱い正の相関がみられた（構成概念妥当性の否定）．
   - 「VASで表現された痛みのランキング」と，「フェイススケールで表現されたランキング」の間には，強い正の相関がみられた（依存的妥当性の肯定）．
   - 2週間の期間をおいて再ランキングした結果と，初めのランキングの結果には，強い正の相関がみられた（信頼性の肯定）．
   - 年長児は，スケールとスケールの間で痛みを説明したり，スケールの絵と自分の痛みを比較し，違いを評価する場合があった．
4. 利点
   - 使用方法が簡単で迅速
   - 見た目が親しみやすく，子どもが興味をもって受け入れやすい
5. 注意点
   - 特に右端の表情の言語的表現には，「今までに経験したなかで最大の痛み」「想像できる最悪の痛み」など，資料によってばらつきがある．説明に用いる言葉を，スタッフ間で統一しておくことが必要．
   - 痛みが出てからではなく，あらかじめ説明と練習が必要．
   - 特に年少児では，笑っている顔や，自分が気に入った顔，極端な表情の顔を選ぶ傾向がある．
   - 痛みだけではなく，吐き気，不安，恐怖などがある場合も，苦痛の強い表情を選んでしまう可能性がある．

資料4 客観的な痛み評価ツール（1）FLACCスケール

1. 対象，適応
   0〜3歳までの小児患者，認知障害のある患者，およびほかのスケールを使用することができない患者
2. 使用方法
   5項目について，0〜2点で評価し，合計点で，痛みの強さを評価する（0〜10点）

	0	1	2
Face（表情）	特に変化なし または，笑顔	しかめ面，とじこもりや無関心の表情が時折みられる	しばしば，または常に，顎を震わせたり，噛み締めたりしている
Legs（下肢）	自然な姿勢 リラックスしている	不自然な動き 落ち着きがない 緊張している	蹴り上げたり，つっぱったりしている
Activity（活動性）	おだやかに臥床 自然な姿勢 滑らかに動く	身をよじる 前後に姿勢を変える 緊張している	反り返り，硬直，けいれん様の動き
Cry（啼泣）	覚醒・睡眠にかかわらず，泣いていない	うめいたり，しくしく泣いたりする 時折ぐずる	明らかな啼泣，悲鳴，泣きじゃくり頻繁にぐずる
Consolability（なだめやすさ）	安心している リラックスしている	時々触れたり，抱っこやお喋りで安心させたり，気を紛らすことができる	なだめることが困難

（http://www.childcancerpain.org/ より和訳引用）

3. 検討結果
   - 術後，回復室にいる2か月〜7歳の子ども89名を対象とした研究で，高い信頼性が確認された．
   - 鎮痛薬の投与に関連して，スコアが明らかに低下することにより，妥当性が確認された．
   - objective pain scale と看護師による包括的な痛み評価と相関がみられた（妥当性の肯定）．

資料5 客観的な痛み評価ツール（2）
当センター新生児棟で使用している疼痛評価ツール

修正週数___週___日, 日齢_____, 体重_____g, 処置者名_____
気管内挿管　有・無, 経鼻陽圧換気　有・無, 酸素投与　有・無
処置の種類_____, 部位_____, 使用中の鎮痛鎮静薬_____

	前（　：　）	処置中（最大変動時）	直後（　：　）	処置後30分
記載者				
心拍数				
呼吸数				
酸素飽和度				
血圧				
表情 1. 穏やかな顔 2. しかめ面 3. 苦悶様				
姿勢 1. 良肢位保持 2. 崩れた姿勢 3. 反り返り				
体動 1. なし 2. もぞもぞ 3. ばたばた				
啼泣 1. なし 2. むずかる 3. 啼泣				
State 1〜5 [*]				
介入方法 1. なし 2. ホールディング 3. おしゃぶり 4. 授乳 5. 抱っこ 6. カンガルーケア 7. 薬剤（薬品名） 8. その他記述				
自己対処 1. なし 2. 吸啜 3. 把握 4. その他記述				

[*] S1：目は閉じており，四肢は動いていない　S2：目は閉じており，四肢の動きを認める　S3：目を開けており，四肢は動かしていない　S4：目を開け，四肢を活発に動かしている　S5：泣いている

資料6　労働者の疲労蓄積度自己診断チェックリスト

このチェックリストは，労働者の仕事による疲労蓄積を，自覚症状と勤務状況から判定するものです．

1. 最近1か月の自覚症状について，各質問に対し最も当てはまる項目の□に✓をつけてください．

①イライラする	□ ほとんどない (0)	□ 時々ある (1)	□ よくある (3)
②不安だ	□ ほとんどない (0)	□ 時々ある (1)	□ よくある (3)
③落ち着かない	□ ほとんどない (0)	□ 時々ある (1)	□ よくある (3)
④ゆううつだ	□ ほとんどない (0)	□ 時々ある (1)	□ よくある (3)
⑤よく眠れない	□ ほとんどない (0)	□ 時々ある (1)	□ よくある (3)
⑥体の調子が悪い	□ ほとんどない (0)	□ 時々ある (1)	□ よくある (3)
⑦物事に集中できない	□ ほとんどない (0)	□ 時々ある (1)	□ よくある (3)
⑧することに間違いが多い	□ ほとんどない (0)	□ 時々ある (1)	□ よくある (3)
⑨仕事中，強い眠気に襲われる	□ ほとんどない (0)	□ 時々ある (1)	□ よくある (3)
⑩やる気が出ない	□ ほとんどない (0)	□ 時々ある (1)	□ よくある (3)
⑪へとへとだ(運動後を除く)	□ ほとんどない (0)	□ 時々ある (1)	□ よくある (3)
⑫朝起きた時，ぐったりした疲れを感じる	□ ほとんどない (0)	□ 時々ある (1)	□ よくある (3)
⑬以前と比べて疲れやすい	□ ほとんどない (0)	□ 時々ある (1)	□ よくある (3)

＜自覚症状の評価＞　各々の答えの(　)内の数字をすべて加算してください．　　　合計　　　　点

Ⅰ・・・0-4点	Ⅱ・・・5-10点	Ⅲ・・・11-20点	Ⅳ・・・21点以上

2. 最近1か月の勤務の状況について，各質問に対し最も当てはまる項目の□に✓を付けてください．

①1か月の時間外労働	□ないまたは適当 (0)	□多い (1)	□非常に多い (3)
②不規則な勤務(予定の変更，突然の仕事)	□少ない (0)	□多い (1)	－
③出張に伴う負担(頻度・拘束時間・時差など)	□ないまたは小さい (0)	□大きい (1)	－
④深夜勤務に伴う負担(★1)	□ないまたは小さい (0)	□大きい (1)	□非常に大きい (3)
⑤休憩・仮眠の時間数および施設	□適切である (0)	□不適切である (1)	－
⑥仕事についての精神的負担	□小さい (0)	□大きい (1)	□非常に大きい (3)
⑦仕事についての身体的負担(★2)	□小さい (0)	□大きい (1)	□非常に大きい (3)

★1：深夜勤務の頻度や時間数などから総合的に判断してください．深夜勤務は，深夜時間帯(午後10時～午前5時)の一部または全部を含む勤務を言います．
★2：肉体的作業や寒冷・暑熱作業などの身体的な面での負担．

＜勤務の状況の評価＞　各々の答えの(　)内の数字をすべて加算してください．　　　合計　　　　点

A・・・0点	B・・・1-2点	C・・・3-5点	D・・・6点以上

【総合判定】
次の表を用い，自覚症状，勤務の状況の評価から，あなたの仕事による負担度の点数(0～7)を求めてください．

仕事による負担度点数表

	勤務の状況			
自覚症状	A	B	C	D
Ⅰ	0	0	2	4
Ⅱ	0	1	3	5
Ⅲ	0	2	4	6
Ⅳ	1	3	5	7

※糖尿病や高血圧症などの疾病がある方の場合は判定が正しく行われない可能性があります．

あなたの仕事による負担度の点数は・・・　　　　　　　点　(0～7)

判定	点数	仕事による負担度
	0～1	低いと考えられる
	2～3	やや高いと考えられる
	4～5	高いと考えられる
	6～7	非常に高いと考えられる

索引

和文

数字

2段階戦略
　──，小児に対する　36
　──，鎮痛薬の使用方法　32
3段階戦略
　──，成人に対する　36
　──，鎮痛薬の使用方法　32

あ行

息切れ　69
意思決定支援，在宅ケア移行への　116
痛みのアセスメント　27
　──，新生児の　29
痛みの説明　28
痛みの治療　35
痛みのパターン　33
痛みの評価　27
痛みの分類　33
　──，痛みの機序による　34
　──，持続時間からの　33
痛みのマネジメント　32
痛みの予告　27, 29
痛みの履歴書　28
医療者のコミュニケーション・スキル　12
医療者のメンタルヘルス　121
陰性感情，患者・家族に対する　122

うつ症状　88
　──の薬物療法　91

嘔気・嘔吐　51
　──，強オピオイドによる　39
　──の原因のスクリーニング　54
　──の第1選択薬　56
　──の第2選択薬　58
　──の薬物療法　59

嘔吐　52, 54
応答
　──，共感的な　14
　──，事実に基づいた　14
応答するスキル　13
オピオイド　32
　──の開始　38
　──の副作用　47
　──の薬物動態と特徴　40, 41
オピオイド過量投与時の対応　48
オピオイド減量の注意点　47
オピオイド抵抗性の疼痛　48
オピオイドローテーション　47

か行

学習の機会の保証　103
学童期の精神的問題　105
家族
　──，面会者への対応　128
　──にとっての環境　129
　──の準備，臨死期の　130
　──へのケア　19
　──を理解する　19
家族アセスメントの視点　20
家族ケアのポイント　22
過量投与時の対処，ベンゾジアゼピン系薬剤　80
がん悪液質　68

気管分泌物過多　71
客観的な痛み評価ツール　134, 135
急性下痢　61
強オピオイド　32
　──の投与，中等度～高度の疼痛　39
強オピオイド製剤　43
狭義のプレパレーション　107
きょうだい支援　24
きょうだいへの配慮　129
虚弱　66

137

傾聴するスキル　14
軽度の疼痛に対する投薬　36
下痢　61
　──の薬物療法　63
倦怠感　66

広義のプレパレーション　107
行動学的指標，疼痛評価の　30
興奮状態　83
　──の薬物療法　87
呼吸困難　69
こころの準備　106
骨転移に伴う疼痛　48
子ども
　──とのコミュニケーション　1
　──のこころのケア　101
　──の精神的ケア　101
　──の納得　1
子ども同士の交流　103
子どもらしい生活の見直しと援助　128
子ども療養支援士　107
コミュニケーション　1
　──，治療が困難な状況などでの　8

さ行

在宅移行支援　117
在宅ケア　113
　──の情報提供　115
　──への移行　115
　──への支援制度　114
在宅ケア移行時アセスメント　116
再発時の説明　8
サポートシステムの構築，医療者のストレスへの対処　125

死が近づいたとき　127
自己決定　102
自己申告による痛み評価ツール　132，133
事後のかかわり　107，112
思春期・青年期の精神的問題　105
死前喘鳴　71
質問するスキル　12
"死"について話し合う　9
弱オピオイド　32
　──の投与，中等度の疼痛　38
終末期　11
食欲不振　68
　──の薬物療法　69

神経遮断薬悪性症候群　93
神経遮断薬誘発性急性アカシジア　93
神経遮断薬誘発性急性ジストニア　93
神経遮断薬誘発性遅発性ジスキネジア　94
神経遮断薬誘発性パーキンソン症候群　92
神経障害性疼痛　35，48
神経伝達経路，嘔気・嘔吐にかかわる　53
身体症状の緩和　51
身体の安楽　127
身辺自立　102
信頼関係の構築　101

スタッフの準備，臨死期の　130
ストレス反応，医療者の　121
ストレスへの対処　123

生化学的指標，疼痛評価の　31
生活援助　128
精神症状
　──，医療者の　123
　──の緩和　75
精神的問題，年齢による　104
制吐薬の各種受容体への作用　57
生理学的指標，疼痛評価の　30
積極的アプローチ　106
説明
　──の実際　6
　──の準備　3
　──のタイミング　5
セルフマネジメント，医療者のストレスへの対処　124
せん妄　83
　──の薬物療法　87

た行

体重減少　68
　──の薬物療法　69
体性痛　35
多職種カンファレンス，在宅ケア移行　117

チェックリスト，死が近づいたときの　127
チャイルド・ライフ・スペシャリスト　107
中等度〜高度の疼痛に対する投薬　38
治療・処置の再考　128
鎮痛補助薬，難治性疼痛に対する　48
鎮痛薬の使用方法　32
沈黙　15

ディストラクション　107, 110
　──のポイント，年代別　111
定期投与の開始
　──，強オピオイドの　46
　──，軽度の疼痛　38
天井効果　32

同室家族への配慮　129
疼痛時頓用薬（レスキュー）の指示，強オピオイドの　46
疼痛治療の5原則（WHO方式）　35
疼痛の緩和　27
疼痛評価スケール　131
疼痛評価ツール　135
閉じられた質問　12

な行

内臓痛　35
ナロキソン投与量　44
ナロキソンの投与方法　48
難治性疼痛に対する薬物療法　48

認知発達・病気理解度　3, 4

年齢による精神的問題　104

は行

発達の促進　102
発達レベル　5
バーンアウト　122

非言語的なメッセージ　14
非ステロイド性抗炎症薬　32
　──の開始　36
　──の特徴　37
病気に対する認識　11
開かれた質問　12
疲労蓄積度自己診断チェックリスト　136

不安　76
　──の薬物療法　81
フェイススケール　133
フルマゼニルの投与方法　81
プレパレーション　106
　──のポイント，年代別　109

ペインスケール　133
ベンゾジアゼピン系抗不安薬　78

ベンゾジアゼピン系催眠薬　78
便秘　64
　──の薬物療法　65

訪問看護ステーション　118
訪問診療　118
ホスピタル・プレイ・スペシャリスト　107
ボディイメージの変化　103

ま行

麻薬性鎮痛薬　32
慢性下痢　62

看取り期の家族ケア　23

メンタルヘルス，医療者の　121

や行

薬剤選択の指針
　──，嘔気・嘔吐の　55
　──，強オピオイドの　45
　──，軽度の疼痛　37
　──，下痢の　63
　──，不安の　79
　──，便秘の　65
薬物誘発性運動障害　92
薬物療法
　──，うつ症状　91
　──，嘔気・嘔吐の　59
　──，下痢の　63
　──，食欲不振・体重減少の　69
　──，せん妄・興奮状態の　87
　──，不安の　81
　──，便秘の　65
やりとり遊び　102

幼児期の精神的問題　104
余命について質問されたとき　10

ら行

離脱症候群　48
臨死期
　──に向けて準備　129
　──の状態の説明　129

レスキューの指示，軽度の疼痛　38

欧文

agitation　83
anorexia　68
anxiety　76
breathlessness　69
cancer cachexia　68
CCS(Child Care Staff)　107
closed question　12
CLS(Child Life Specialist)　107
constipation　64
CTZ(chemical trigger zone)　52
death rattle　71
delirium　83
depression　88
diarrhea　61
dyspnea　69
EMLc(Model List of Essential Medicines for Children)　51
End-of-Lifeの時期　11
excess respiratory tract secretions　71
fatigue　66
FLACCスケール　134
GCS(Glasgow coma scale)　84
HPS(Hospital Play Specialist)　107

informed assent　1
informed consent　1
JCS(Japan coma scale)　84
medication-induced movement disorders　92
nausea and vomiting　51
neuroleptic-induced acute akathisia　93
neuroleptic-induced acute dystonia　93
neuroleptic-induced parkinsonism　92
neuroleptic-induced tardive dyskinesia　94
neuroleptic malignant syndrome　93
NRS(number rating scale)　131
NSAIDs(non-steroidal anti-inflammatory drugs)　32, 36, 37
open question　12
postprocedural play　112
truth telling　11
two-step strategy　32
VAS(visual analog scale)　132
VC(vomiting center)　52
VRS(verbal rating scale)　131
weakness　66
weight loss　68
WHOによる疼痛の治療戦略　36
withdrawal syndrome　48
Wong-Bakerのフェイススケール　133